技能型人才培养"十三五"规划实训教材

儿科护理
实训指导

主　编　罗　莹　韦秀丽

副主编　覃小群　梁启斌　黄安胜　麻尔光

编　者（按姓氏笔画排序）

王烺圣　韦秀丽　韦艳飞　甘权海

闭凤英　李彩新　吴小勤　邹欢欢

汪耀慧　罗　莹　周玉娟　姚　尧

黄安胜　黄斯密　麻尔光　梁启斌

覃小群　覃俏理

U0251218

西安交通大学出版社
XI'AN JIAOTONG UNIVERSITY PRESS

图书在版编目(CIP)数据

儿科护理实训指导/罗莹,韦秀丽主编. —西安:西安交通大学出版社,
2017.8
技能型人才培养"十三五"规划实训教材
ISBN 978 - 7 - 5693 - 0018 - 5

Ⅰ.①儿…　Ⅱ.①罗…②韦…　Ⅲ.①儿科学-护理学-高等职业教育-
教材　Ⅳ.①R473.72

中国版本图书馆 CIP 数据核字(2017)第 203033 号

书　　名	儿科护理实训指导
主　　编	罗　莹　韦秀丽
责任编辑	黄　璐

出版发行	西安交通大学出版社
	(西安市兴庆南路 10 号　邮政编码 710049)
网　　址	http://www.xjtupress.com
电　　话	(029)82668357　82667874(发行中心)
	(029)82668315(总编办)
传　　真	(029)82668280
印　　刷	陕西宝石兰印务有限责任公司

开　　本	787mm×1092mm　1/16　印张　5.75　字数　128 千字
版次印次	2018 年 8 月第 1 版　　2018 年 8 月第 1 次印刷
书　　号	ISBN 978 - 7 - 5693 - 0018 - 5
定　　价	19.00 元

读者购书、书店添货、如发现印装质量问题,请与本社发行中心联系、调换。
订购热线:(029)82665248　(029)82665249
投稿热线:(029)82668803　(029)82668804
读者信箱:med_xjtu@163.com

技能型人才培养"十三五"规划实训教材
建设委员会

FOREWORD
前 言

　　《儿科护理实训指导》是儿科护理学课程的配套教材。我们以学生现行使用的《儿科护理学》教材为蓝本,按照儿科护理理论知识与儿科护理操作技能相结合的原则,系统地介绍了儿科护理的技术操作规程,可供医学护理和助产专业学生学习操作时使用,亦可供儿科护理学教师在实验教学和临床带教中使用。

　　本书的编者均为百色市民族卫生学校的优秀教师,感谢各位编者付出的辛勤劳动! 咸阳职业技术学院赵小义老师担任本书主审,本书在编写过程中得到了西安交通大学出版社的鼎力相助,在此一并表示感谢!

　　本书在编写过程中,虽经过几次修改,但难免有些错误,敬请各位同人及同学批评指正,以便修订。

编者

2018 年 5 月

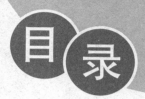

CONTENTS

目录

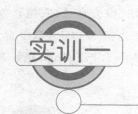

实训一　小儿体格测量

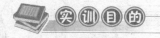

1. 准确测量小儿体重、身长（高）、头围、胸围,观察小儿前囟、牙齿发育情况。

2. 分析检查结果,能够对小儿的营养和发育状况做出正确评价。

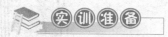

1. 护士准备

衣帽整洁,洗手,戴口罩,修剪指甲;熟悉实训内容及步骤。

2. 小儿准备

排空大小便,脱去外衣、帽子和鞋袜。

3. 用物准备

盘式婴儿磅秤、坐式杠杆秤、立式杠杆秤(图1-1)、测量板、精密小卡尺、身高测量计、软尺、尿布、衣服或者毛毯、课件视频。

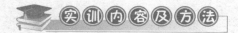

（一）实训方法

教师讲解小儿体格测量的理论知识,看视频、示教后,学生分组练习,教师巡回视察指导练习。实训结束前,每组抽查一名学生操作、评估,做出总结。

（二）小儿评估

1. 了解小儿的年龄。

2. 判断小儿的合作程度。

3. 检查小儿的一般情况。

（三）操作步骤

1. 体重测量

（1）婴儿测量法　把尿布展开平铺在婴儿磅秤上,调节指针到零点。脱去婴儿衣服,去掉尿布,将婴儿轻轻放于秤盘上,观察重量,准确读数至 10g。

(2)儿童测量法 检查儿童磅秤,校正零点,让小儿排空大小便,脱去鞋袜、衣帽和外衣。测量者用脚尖固定秤盘,扶小儿(1~3 岁)坐于秤座的中央,或者小儿(3 岁以上)双手自然下垂站立于磅秤的中央,待小儿稳定后松开脚尖,准确读数至 10g。扶小儿走下秤台,穿好衣服、鞋帽。

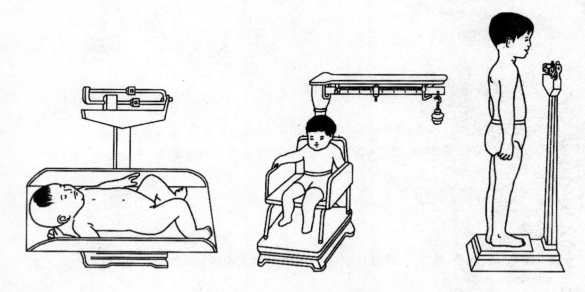

图 1-1 杠杆秤测量体重法

2. 身长(高)测量

(1)身长测量 适合于婴幼儿,将清洁布铺在测量板上,小儿脱去帽子和鞋袜,仰卧于测量板上,双手固定小儿头部,使头顶接触到头板;然后,左手固定小儿双膝使双下肢伸直,右手移动足板至小儿足底,读出刻度,精确到 0.1cm(图 1-2)。

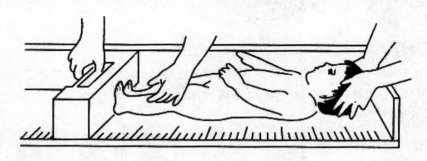

图 1-2 卧位测量身长法

(2)身高测量 适合于 3 岁以上儿童。小儿脱去鞋帽,站在有身高测量杆的磅秤上,立正姿势,双眼平视,双臂自然下垂,足跟靠拢,脚尖分开约 60°,贴近测量杆;将推板轻轻推至头顶,推板与测量杆呈 90°,读出身高值,精确到 0.1cm(图 1-3)。

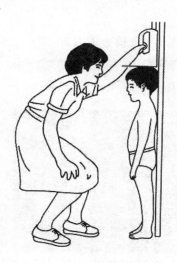

图 1-3　立位测量身高

3. 头部测量

（1）头围测量　测量者站于小儿前方或右方,用左手拇指将软尺零端固定于小儿头部右侧眉弓上缘处,右手持软尺从头右侧绕过,经枕后结节最高处、左侧眉弓上缘回到零点。将软尺紧贴皮肤,读出头围值,精确到 0.1cm(图 1-4)。

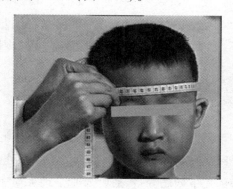

图 1-4　头围测量

（2）前囟测量　小儿取坐位或卧位,测量者站于小儿前方或右侧,用左手的食指和中指检查前囟,找出前囟对边中点。用软尺测量前囟对边中点间距,读数,精确到 0.1cm(图 1-5)。

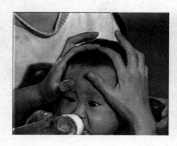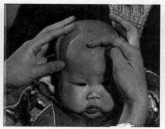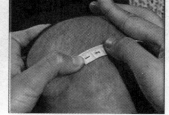

图 1-5　前囟测量

4. 胸围测量

小儿取坐位或卧位,测量者站于小儿前方或右方,用左手拇指固定软尺零点在小儿胸前右侧乳头下缘,右手持软尺经右侧绕背部,在两肩胛骨下角下缘,经左侧回到零点,取吸气末与呼气末时的平均值,精确到 0.1cm(图1-6)。

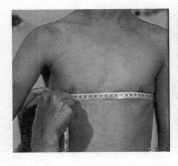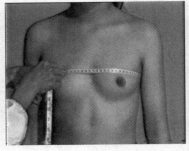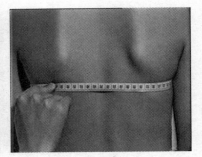

图1-6 胸围测量

5. 皮下脂肪测量

测量皮下脂肪是采用有 0.1cm 刻度的精密小卡尺为量具,其钳住皮肤的钳板大小为 0.6cm×1.5cm,平面应在任何厚度时均能相互平行,以便均匀地接触皮肤,卡尺上所表示的刻度即为皮下脂肪的厚度。如果用带有弹簧的量具,弹簧的牵力要恒定,一般是 15g/mm²。使用精密小卡尺测量脂肪的方法:用左手拇指在测量部位捏起皮肤,两指距离为 3cm,以右手用量具测量,要有人帮助,以免小儿哭闹,影响测量的准确性,读出的最小刻度数应为 0.1cm。

因小儿皮下脂肪在未来肌肉发达的部位较丰满,测量小儿皮下脂肪捏起其皮折的方法就有所不同。

腹部皮脂测量时,是沿着锁骨中线平脐处捏起皮折,方向与躯干长轴平行(图1-7)。大腿部采用的方法:大腿屈曲外展,在其内侧上 1/3 及中 1/3 交接处捏起皮折,方向与大腿长轴平行。腰背部及肱三头肌部的皮下脂肪测量,通常对学龄前儿童不采用;学龄期以后,肥胖儿童的皮脂测量方法相同。

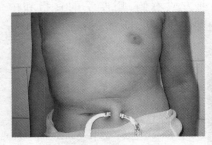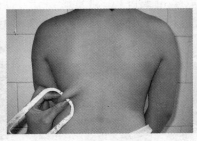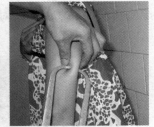

| 腹部 | 腰背部 | 肱三头肌部 |

图1-7 皮下脂肪测量

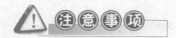 **注意事项**

1. 检查室内应明亮、安静,保持合适的温度与湿度。
2. 注意安全和保暖。
3. 如需每日测量体重者,应在每日同一时间进行,用同一磅秤,并定期校对磅秤。
4. 用测量板测量婴幼儿身长时,因为婴幼儿易动,推动滑板时动作要轻快,并准确读数。
5. 测量头围时,软尺左右两侧要对称,头发长的小儿,在软尺经过处向上下分开头发,保证数值的准确性。

实训流程

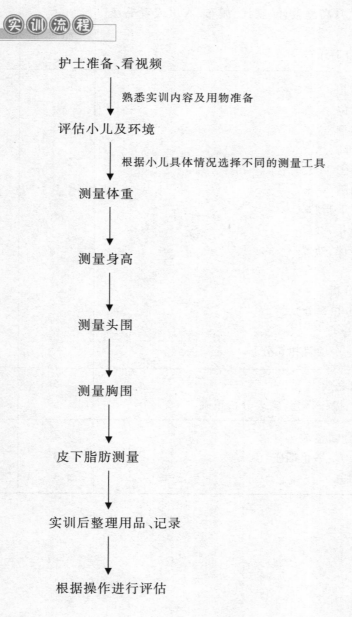

护士准备、看视频

　熟悉实训内容及用物准备

评估小儿及环境

　根据小儿具体情况选择不同的测量工具

测量体重

测量身高

测量头围

测量胸围

皮下脂肪测量

实训后整理用品、记录

根据操作进行评估

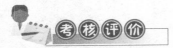考核评价

详见考核参考标准。

实训一　小儿体格测量考核参考标准

项　目	要　求	量　分	得　分
用物准备	盘式婴儿磅秤、坐式杠杆秤、立式杠杆秤、测量板、精密小卡尺、身高测量计、软尺、尿布、衣服或者毛毯、课件视频 （缺一种扣2分）	20	
实训操作	1. 评估小儿 2. 安置体位 3. 测量体重 4. 测量身高 5. 测量头围 6. 测量胸围 7. 测量皮下脂肪 8. 安置小儿 9. 用物整理、处置 10. 记录 11. 结果分析 （缺少一步扣5分） 提问注意事项 （每说错一个项目扣5分）	60	
熟练程度	15分钟内完成 动作稳健、操作得当,结果分析正确	5 5	
职业规范行　为	1. 服装、鞋帽整洁 2. 仪表大方、举止端庄 3. 态度和蔼	4 3 3	

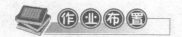

书写实验报告。

实训一　小儿体格测量实验报告

姓　　名		实训日期		学　　号	
班　　级		带教老师		评　　分	

一、实训目的

二、用物准备

三、体重、身高、头围、胸围、皮下脂肪测量的要点及方法

四、测量中的注意事项

五、检测题

1. 反映小儿体格发育的指标有哪些?

2. 如何保证小儿体重测量的准确性？

3. 下列说法哪项是错误的
A. 经眉弓上缘、枕后结节绕头一周的长度称头围
B. 前经乳头下缘水平，后经两侧肩胛骨下角下缘水平绕胸一周的长度为胸围
C. 从头顶到足底的垂直长度是身高
D. 在肩峰与尺骨鹰嘴连线中点绕上臂一周的长度为上臂围
E. 身高是反映小儿营养状况的重要指标

4. 小儿体重测量的方法，以下哪项不正确
A. 晨起空腹
B. 排尿后进行
C. 应测其裸体的实际重量
D. 可在吃奶后测量
E. 不需在排便后测量

5. 测量身长（高）的目的是
A. 了解小儿骨骼发育的情况
B. 了解小儿体格发育的情况
C. 了解小儿营养状态
D. 了解小儿身体状态
E. 观察疗效

6. 测量婴幼儿身长时不妥的是
A. 测量者左手固定小儿双踝关节，右手推滑板至足尖部
B. 婴儿脱去帽子和鞋袜
C. 小儿头顶轻贴量板的顶端
D. 推板与小儿长轴呈 90°角
E. 将清洁布平铺在测量床上

老师签名：

批阅时间：

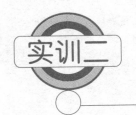

实训二　小儿营养与喂养

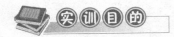

1. 学会鲜牛乳、全脂乳粉、酸乳和脱脂乳的配制方法,为人工喂养的婴儿提供适宜的食物。

2. 学会乳瓶哺喂法、滴管哺喂法、鼻饲法,以满足不同吸吮能力的婴儿的进食需要。

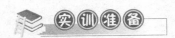

1. 护士准备

衣帽整洁,洗手,戴口罩,修剪指甲;熟悉实训内容及步骤。

2. 小儿准备

根据小儿的大小,做哺乳前的准备。

3. 用物准备

牛奶、奶粉、白砂糖、乳酸、柠檬酸、开水、量杯、玻璃棒、煮奶锅、酒精灯、电冰箱、课件视频。

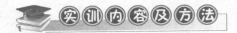

(一)实训方法

教师讲解小儿营养与喂养的理论知识,看视频、示教后,学生分组练习。教师巡回视察指导练习。实训结束前,每组抽查一名学生操作、评估,做出总结。

(二)小儿评估

1. 了解小儿的年龄,根据年龄计算配制奶量。

2. 判断小儿的合作程度,来决定喂养方法。

3. 检查小儿的一般情况。

(三)操作步骤

1. 配乳法

(1)普通牛乳配制法

①核对配乳卡,计算出婴儿全日所需的牛乳、糖及水量。

②天平称出所需糖量,量杯量出所需水量及鲜牛乳量,分别倾注于广口容器内并混合均匀。例如用全脂乳粉,按比例1:8或1:4调成乳汁。

③按小儿一日哺乳的次数排列乳瓶,挂上床牌号。

④将配制好的牛乳放入奶锅中加热煮沸3～4分钟,用量杯量出每次的乳量,用漏斗将乳液倾倒于瓶内,盖好瓶盖,待凉后置于冰箱内备用。

⑤配乳用具及时清洁、消毒后置于冰箱内备用。

(2)酸乳配制法 将乳液煮沸消毒,冷却至40℃后,用滴管吸取所需酸溶液慢慢加入,边加边搅拌,使其形成均匀而细小的凝块。

(3)脱脂牛乳配制法 将牛乳煮沸后置于广口容器内冷却8～12小时,除去浮在表面的乳皮,反复2～3次,即成脱脂乳,喂前再加糖煮沸。

2. 喂乳法

(1)乳瓶喂哺法

①核对床号、姓名、乳液种类和乳量。

②用镊子选择大小合适的无菌乳头,按无菌操作套在乳瓶口上。

③抱起婴儿,喂哺者坐在凳上,使婴儿头部枕于其左臂上呈半卧位(图2-1)。

④喂哺者右手将乳瓶倒转,先试乳液温度,滴1～2滴乳液于左手背部,以温热(40℃左右)不烫手为宜。轻触婴儿一侧面颊,刺激其吸吮反射,使其含住乳头吸吮,倾斜乳瓶,使乳液充满整个乳头。哺喂过程中注意观察。

⑤喂毕将婴儿竖抱伏于肩上,轻拍其背部,使咽下的空气排出,然后取右侧卧位放回床上。

⑥整理用物,及时清洗、消毒备用;记录喂哺情况及进乳量。

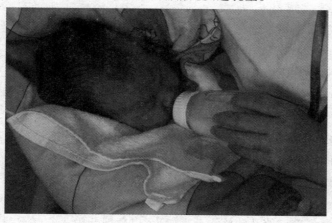

图2-1 哺乳姿势

(2)滴管喂哺法

①用小杯盛乳液,放于盛有热水的大广口杯中以保持乳液温度。用滴管吸取乳液,轻按婴儿下颌,先滴一滴乳液在小儿口内,注视其有下咽动作后再滴下一滴,每次滴入量视小儿吞咽

情况而定,乳液切勿过多,以免呛咳。

②喂毕将小儿抱起伏于肩上,轻拍其背部,使咽下的空气排出,然后将小儿取右侧卧位放回床上。

③整理用物,及时清洗、消毒备用;记录喂哺情况及进乳量。

(3)鼻饲法

①选择胃管:较大儿童用小儿胃管,婴幼儿用 8～10 号橡皮导管,新生儿或早产儿可用硅胶管。

②插管长度:由鼻孔插管其长度应为自小儿鼻尖至耳垂再至剑突的距离。

③插管过程基本同成人鼻饲法。

④检查胃管确实在胃内,将温好的乳液抽入注射器,缓慢注入并观察小儿的呼吸情况。

⑤需保留胃管者,灌注完毕,拔掉注射器,将胃管末端反折并包上消毒纱布,用橡皮圈扎紧,再用胶布固定于面颊部以免脱出;不需保留胃管者,按成人鼻饲法拔掉胃管。

⑥整理用物,及时清洗、消毒备用;记录喂哺情况及进乳量。

(四)注意事项

1. 配乳注意事项

(1)严格无菌操作。

(2)水温低于 70℃。

(3)先加水再加奶粉。

(4)顺着一个方向轻轻搅拌,充分溶解。

(5)现配现冲。

2. 人工喂养注意事项

(1)选择好的代乳食品　4 个月以内的婴儿可选含蛋白质较低的婴儿配方奶,6～8 个月婴儿可选用蛋白质含量较高的配方奶。那些对乳类蛋白质过敏的小儿,可选用以大豆作为蛋白质的配方奶。新鲜牛奶要经煮沸消毒、稀释及加糖调配后食用。

(2)奶量按婴儿体重计算　每日每千克体重需牛奶100ml,如婴儿重6kg,每天就应吃牛奶600ml,约 3 瓶奶,每 3～4 小时喂 1 次奶。

(3)奶粉的浓度　需要注意的是奶粉的浓度不能过浓,也不能过稀。过浓会使小儿消化不良,大便中会带有奶瓣;过稀则会使小儿营养不良。

(4)每次喂奶前试奶温　可将乳汁滴几滴于手背或手腕处,试试奶温,以不烫手为宜。

(5)喂奶时,奶瓶斜度应使乳汁始终充满奶嘴,以免婴儿吸入空气。哺乳后应将婴儿竖抱拍气。

(6)适量补充水　母乳中水分充足,因此吃母乳的小儿在 6 个月以前一般不必喂水,而人工喂养的小儿则必须在两顿奶之间补充适量的水。

(7)重视奶具消毒　小儿用的奶瓶、奶嘴必须每天消毒。清洗后,高温蒸煮 10 分钟左右即可。

（8）4 个月以内的婴儿不宜以米糊为主食，以免引起蛋白质和脂肪缺乏而导致营养不良。

（9）应提早添加辅助食品 如婴儿米粉及麦粉，其营养均衡全面，蛋白质、脂肪含量较高，还含有多种蛋白物质及维生素，容易消化吸收，能满足婴儿生长发育需要。

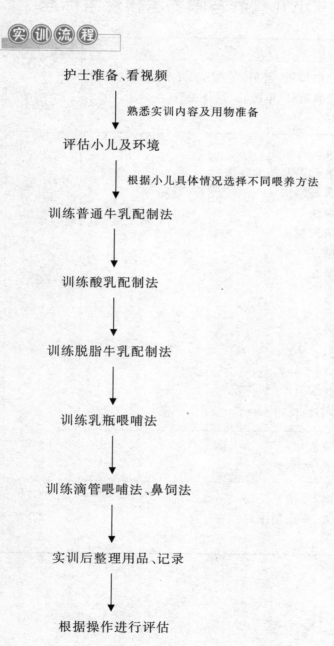

实训流程

护士准备、看视频

↓ 熟悉实训内容及用物准备

评估小儿及环境

↓ 根据小儿具体情况选择不同喂养方法

训练普通牛乳配制法

↓

训练酸乳配制法

↓

训练脱脂牛乳配制法

↓

训练乳瓶喂哺法

↓

训练滴管喂哺法、鼻饲法

↓

实训后整理用品、记录

↓

根据操作进行评估

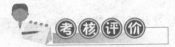

详见考核参考标准。

实训二 小儿营养与喂养考核参考标准

项　目	要　求	量　分	得　分
用物准备	牛奶、奶粉、白砂糖、乳酸、柠檬酸、开水、量杯、玻璃棒、煮奶锅、酒精灯、电冰箱、课件视频（缺一种扣2分）	20	
实训操作	1. 评估小儿 2. 确定配乳种类及哺乳方法 3. 普通牛乳配制法 4. 酸乳配制法 5. 脱脂牛乳配制法 6. 乳瓶喂哺法 7. 滴管喂哺法 8. 鼻饲法 9. 用物整理、处置 10. 记录 11. 结果分析 （缺少一步扣5分） 提问注意事项 （每说错一个项目扣5分）	60	
熟练程度	15分钟内完成 动作稳健、操作得当	5 5	
职业规范行　为	1. 服装、鞋帽整洁 2. 仪表大方、举止端庄 3. 态度和蔼	4 3 3	

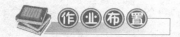

书写实验报告。

实训二 小儿营养与喂养实验报告

姓　　名		实训日期		学　　号	
班　　级		带教老师		评　　分	

一、实训目的

二、用物准备

三、配乳及哺乳的要点及方法

四、配乳和哺乳中的注意事项

老师签名：

批阅时间：

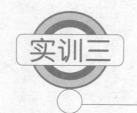

实训三 沐浴法

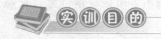

1. 保持皮肤清洁舒适,预防皮肤感染和尿布性皮炎。
2. 协助婴儿皮肤散热,促进血液循环,增强免疫能力。
3. 活动肌肉和肢体,增强婴儿关节灵活度和肌肉力量,促进婴儿消化功能及骨骼生长。
4. 观察婴儿全身情况,及时发现身体异常症状。

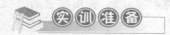

1. 护士准备
着装整齐,修剪指甲,洗手,戴口罩;评估婴儿身体状况。

2. 用物准备
(1)干净衣服、包被、系带、浴巾、大毛巾、小毛巾、磅秤、尿布桶。
(2)护理篮(梳子、指甲剪、婴儿洗发露、沐浴液、护肤乳、润肤油、爽身粉、护臀霜、酒精、棉签、石蜡油、1%甲紫、75%乙醇)。
(3)小盆、浴盆(内备2/3温水,冬季水温38~39℃,夏季水温37~38℃),另准备50~60℃温水备用。

3. 婴儿准备
喂奶前或喂奶后1小时进行,以防溢乳或呕吐。

4. 环境准备
温湿度适宜,避免对流风。

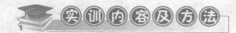

(一)实训方法
教师讲解沐浴法的理论知识,看视频、示教后,学生分组练习,教师巡回视察指导练习。实训结束前,每组抽查一名学生操作、评估,做出总结。

(二)评估
1. 环境温度、湿度。

2. 婴儿年龄、体重、营养状况及生命体征等。

3. 婴儿全身皮肤情况。

4. 与家属有效沟通,取得家属的理解与配合。

(三)沐浴操作步骤

1. 关闭门窗,夏季调节室温至 24～26℃,冬季 26～28℃。

2. 核对婴儿腕带及身牌上的信息,向家长解释操作目的、方法。

3. 打开淋浴器开关,调节水温至 38～40℃,沐浴前操作者用前臂内侧试水温。

4. 解开婴儿包被,再次核对,检查新生儿全身情况,将婴儿放置在淋浴床上。一手托住婴儿头颈部并用拇指和中指向前轻折双耳郭,堵住外耳道;另一手用小毛巾依次清洗眼、口、鼻及面部。

5. 取适量洗发露涂抹于操作者手上,轻轻洗净新生儿头、颈及耳后等。

6. 将婴儿完全放置于淋浴床上,用小毛巾涂上沐浴液,依次洗净婴儿的胸腹、腋下、上下肢、腹股沟、会阴部、背部及臀部。用流水冲净沐浴液,同时观察全身情况。

7. 洗完后用大浴巾将新生儿包裹,抱至处置台上,拭干全身,尤其是耳后、关节及皮肤皱褶处。

8. 用 75% 乙醇棉签消毒脐带残端,用干棉球拭干外耳道、鼻腔及双眼,在皮肤皱褶处撒爽身粉,臀部涂护臀霜,并轻轻揉匀。

9. 测体重并记录,穿好婴儿服,垫好尿布,核对腕带,无误后送回病房。

10. 整理用物,必要时记录。

(四)婴儿抚触法

1. 准备

备齐用物,调节室温,播放背景音乐,向家长解释,将婴儿全身衣服去除(保留尿布)使其平躺于操作台上。操作者取站立姿势,也可根据条件采取坐姿、跪姿等,倒少量润肤油于手掌内,涂抹均匀,并揉搓双手使其温暖。

2. 头部

双手拇指从前额中心处往外推压,从下颌中央向两外侧向上滑动,呈微笑状。两手掌面从前额发际向脑后滑动,停于两耳乳突处轻轻按压。两手拇指和食指按摩耳朵,从上至耳垂轻拽揉捏耳郭(图 3－1,3－2,3－3)。

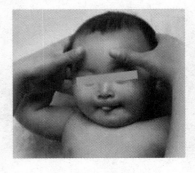 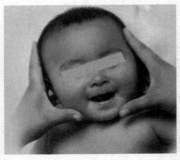 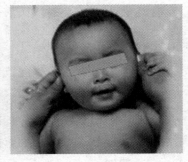

图 3－1　额部抚触　　　　图 3－2　下颌部抚触　　　　图 3－3　耳朵抚触

3. 胸部

双手放在两侧肋缘,右手向上滑向婴儿右肩,左手向上滑向婴儿左肩,交叉进行(图3-4)。

4. 腹部

按顺时针方向从婴儿右下腹向上经中上腹滑向左上腹,然后再到左下腹(呈倒"U"字形),重复按摩腹部数次(图3-5)。

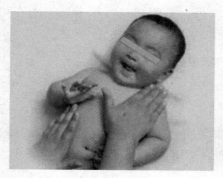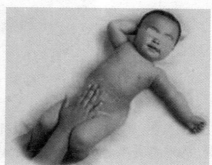

图3-4 胸部抚触　　　　　　　　图3-5 腹部抚触

5. 背部

婴儿呈俯卧位,双手分别从脊柱两侧从中央滑向外侧;双手平放于婴儿背部,从颈部向下交替按摩至骶尾部;用拇指指腹轻轻按摩脊柱两边的肌肉;将一手掌放置于婴儿臀部上方的骶尾凹陷,顺时针按摩数次(图3-6,3-7,3-8)。

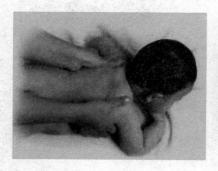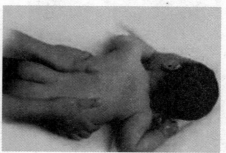

图3-6 背部抚触(一)　　　　　　图3-7 背部抚触(二)

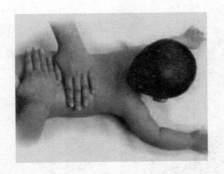

图 3-8　背部抚触(三)

6. 四肢

将婴儿双手下垂,双手拇指和食指弯成圈状交替握住一侧上肢,从近心端边挤压边滑向远心端,然后双手掌夹住手臂,上下搓滚。用同样的方法按摩另一上肢及下肢(图 3-9,3-10)。

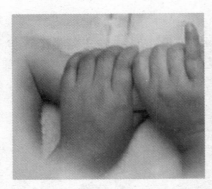
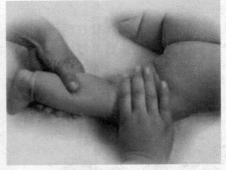

图 3-9　上肢抚触　　　　　　　　图 3-10　下肢抚触

7. 手足

一手托扶婴儿小手,用另一手拇指指腹从婴儿掌根部推挤至指尖,并提捏各手指关节(图 3-11,3-12)。用同样方法按摩双足(图 3-13,3-14)。

8. 活动四肢

全身抚触后,帮助婴儿做被动操,伸展四肢,活动各关节(图 3-15)。

9. 其他

穿好干净衣服,取舒适体位,整理床单位及用物。

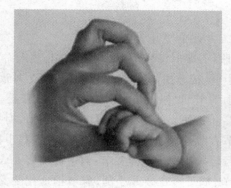
图 3-11　手部抚触（一）

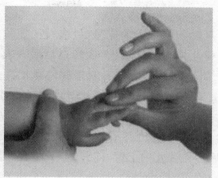
图 3-12　手部抚触（二）

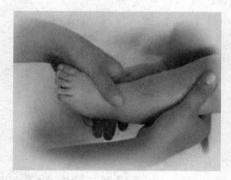
图 3-13　足部抚触（一）

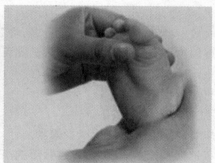
图 3-14　足部抚触（二）

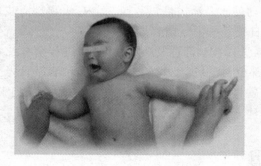
图 3-15　活动四肢

（五）婴儿游泳

1. 关闭门窗,调节水温及室温。室温冬季一般为 26～28℃,夏季为 22～24℃;水温冬季一般为 36～38℃,夏季为 32～35℃。

2. 核对婴儿腕带上的床号、姓名、性别,检查并评估婴儿全身情况。

3. 将婴儿抱入游泳室,再次核对后脱去衣服,必要时清洗臀部,套游泳圈,放入游泳池内。

4. 做游泳操。①肩关节:双手握住婴儿的上臂,按节拍前后摆动,做圆周和 30°外展、内收运动。②肘关节:双手握住婴儿的前臂,按节拍使肘关节屈、伸大于 90°,双手拇指放于婴儿的肘关节窝中部,其余四指包绕肘关节,进行轻柔按摩。③腕关节:双手握住婴儿的腕关节,拇指放于其掌根部,食指和中指放于手背腕关节处,使腕关节有节拍地屈、伸 50°～60°。之后,双手拇指与其他四指前后握住婴儿的上臂、前臂,上下左右进行轻柔按摩。④髋关节:双手握住婴儿大腿,按节拍上下摆动约 40°后做外展、内收运动。⑤膝关节:双手握住婴儿小腿,有节拍地使膝关节屈曲、伸直 70°～90°。⑥踝关节:食指和中指放在婴儿足跟部前后,拇指放在对侧,使踝关节有节拍地屈、伸 40°后,双手拇指与其他四指前后握住婴儿大腿、小腿,上下左右进行轻柔按摩。⑦放松:用双手在水里摆动产生波浪,让婴儿自由游泳。全程持续 15～20 分钟。

5. 泳毕,将婴儿抱出,去掉游泳圈,用大毛巾揩干全身,涂爽身粉,穿衣,垫尿布。

6. 再次核对婴儿腕带上的床号、姓名,将婴儿送回病房再次核对。

7. 整理用物,用含氯消毒剂擦拭游泳圈后用清水冲净,更换游泳池内贴膜备用。

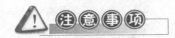 注意事项

1. 动作要轻快,注意保暖,减少暴露。

2. 尿布带绑系松紧适度,防止过紧影响小儿活动或过松导致大便外溢。

3. 小儿较胖或尿量较多时,可在尿布上增加一长方形尿布以增加厚度,女婴将厚层垫于臀下,男婴则将厚层放于会阴部。

4. 不宜在刚喂完奶及饥饿时进行沐浴及抚触,以免引起婴儿不适和烦躁。

5. 洗浴时水温适宜,勿使水及沐浴液进入眼、耳内,头顶部有皮脂结痂时不可用力清洗,可先涂液体石蜡浸润,次日轻轻梳去结痂后再清洗。

6. 根据婴儿情况灵活选择抚触部位及顺序,沐浴后进行全身抚触,每次抚触时间 15～20 分钟,平时可抚触某几个部位,抚触过程中多与婴儿进行语言及目光交流。

7. 游泳圈大小适当,安置手法正确,游泳过程中注意观察游泳圈有无漏气。

8. 婴儿沐浴、游泳时注意观察全身情况,发现异常及时报告医生。

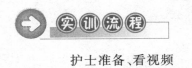 实训流程

护士准备、看视频

熟悉实训内容及用物准备

评估婴儿及环境

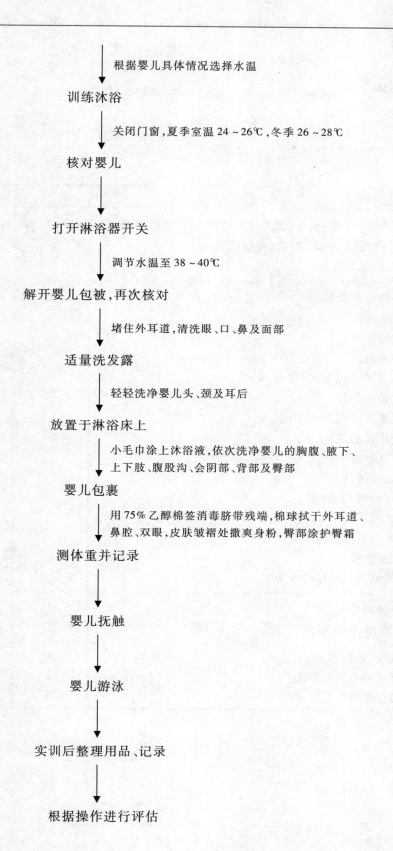

根据婴儿具体情况选择水温

训练沐浴

关闭门窗,夏季室温 24～26℃,冬季 26～28℃

核对婴儿

打开淋浴器开关

调节水温至 38～40℃

解开婴儿包被,再次核对

堵住外耳道,清洗眼、口、鼻及面部

适量洗发露

轻轻洗净婴儿头、颈及耳后

放置于淋浴床上

小毛巾涂上沐浴液,依次洗净婴儿的胸腹、腋下、上下肢、腹股沟、会阴部、背部及臀部

婴儿包裹

用 75% 乙醇棉签消毒脐带残端,棉球拭干外耳道、鼻腔、双眼,皮肤皱褶处撒爽身粉,臀部涂护臀霜

测体重并记录

婴儿抚触

婴儿游泳

实训后整理用品、记录

根据操作进行评估

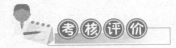考核评价

详见考核参考标准。

实训三　沐浴法考核参考标准

项　目	要　求	量　分	得　分
用物准备	干净衣服、包被、系带、浴巾、大毛巾、小毛巾、磅秤、尿布桶、护理篮、小盆、浴盆、课件视频 （缺一种扣2分）	20	
实训操作	1. 评估婴儿及环境 2. 训练沐浴 3. 核对婴儿 4. 打开淋浴器开关 5. 解开婴儿包被，再次核对 6. 适量洗发露 7. 放置于淋浴床上沐浴 8. 新生儿包裹 9. 婴儿抚触 10. 婴儿游泳 11. 用物整理、处置 12. 记录 （缺少一步扣5分） 提问注意事项 （每说错一个项目扣5分）	60	
熟　练 程　度	15分钟内完成 动作稳健、操作得当	5 5	
职业规范 行　　为	1. 服装、鞋帽整洁 2. 仪表大方、举止端庄 3. 态度和蔼	4 3 3	

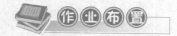
作业布置

书写实验报告。

实训三　沐浴法实验报告

姓　　名		实训日期		学　　号	
班　　级		带教老师		评　　分	

一、实训目的

二、用物准备

三、沐浴操作、抚摸操作、游泳操作的要点及方法

四、沐浴操作、抚摸操作、游泳操作中的注意事项

五、检测题

1. 婴儿,3个月,护士为婴儿盆浴时为防止水进入耳内,正确的操作方法是
A. 左手托住小儿头颈部
B. 用左手拇指及中指将双耳郭压住耳孔
C. 维持头部在水面以上
D. 洗澡时戴防水耳塞
E. 洗澡前用棉球塞耳孔

2. 给婴儿放洗澡水时,顺序正确的选项是
A. 先放冷水,后放热水,再放婴儿
B. 先放冷水,后放婴儿,再放热水
C. 先放婴儿,后放热水,再放冷水
D. 先放热水,后放婴儿,再放冷水
E. 先放热水,后放冷水,再放婴儿

3. 婴儿沐浴水温应调至
A. 30～34℃
B. 34～38℃
C. 38～40℃
D. 38～42℃
E. 42～46℃

4. 婴儿抚触操的顺序是
A. 头部—胸部—手部—腹部—腿部—背部
B. 头部—手部—胸部—腹部—腿部—背部
C. 头部—胸部—腹部—手部—腿部—背部
D. 头部—胸部—腹部—腿部—手部—背部
E. 头部—腹部—胸部—手部—腿部—背部

5. 抚触腹部时,按什么方向按摩

A. 逆时针

B. 顺时针

C. 先逆时针再顺时针

D. 先顺时针再逆时针

E. 从上向下

6. 婴儿每次抚触的时间为

A. 10～15 分钟

B. 15～20 分钟

C. 20～25 分钟

D. 25～30 分钟

E. 30～35 分钟

7. 游泳操手部的操作顺序是

A. 肩关节—肘关节—腕关节

B. 腕关节—肘关节—肩关节

C. 肘关节—腕关节—肩关节

D. 肘关节—肩关节—腕关节

E. 腕关节—肩关节—肘关节

8. 婴儿游泳操的腕关节运动时,腕关节按节拍的屈、伸角度为

A. 20°～30°

B. 30°～40°

C. 40°～50°

D. 50°～60°

E. 60°～70°

9. 婴儿游泳时冬季水温为

A. 32～34℃

B. 34～36℃

C. 36～38℃

D. 38～40℃

E. 40～42℃

老师签名:

批阅时间:

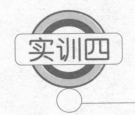

实训四 更换尿布法

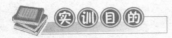

1. 保持臀部皮肤清洁、干燥、舒适。
2. 防止尿液、粪便等因素对皮肤长时间的刺激,预防尿布皮炎的发生或使原有的尿布皮炎逐步痊愈。

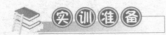

1. 护士准备

着装整齐,修剪指甲,洗手,戴口罩;熟悉实训内容。

2. 用物准备

尿布、尿布桶、护臀霜或鞣酸软膏、平整的操作台,根据需要备小毛巾、温水或湿纸巾。

3. 环境准备

温、湿度适宜,避免对流风。

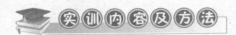

(一)实训方法

教师讲解更换尿布法的理论知识,看视频、示教后,学生分组练习,教师巡回视察指导练习。实训结束前,每组抽查一名学生操作、评估,做出总结。

(二)评估婴儿

尿布是否干燥,是否有大小便。

(三)换尿布的要求

给婴儿换尿布时,动作要麻利些。腹部盖一条毛巾,防止受凉。为宝宝准备保暖性强且宽松的衣服,最好用柔软的棉布制作,这样不会妨碍肢体活动,易穿易脱。

(四)操作步骤

1. 携用物至床旁,拉下一侧床档,将尿布折成长条形,放在床边备用。
2. 轻轻揭开婴儿盖被,解开包被(图4-1),拉高婴儿的上衣,避免被排泄物污湿,暴露其下半身,打开污湿的尿布。

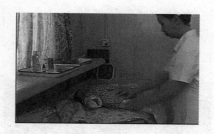

图 4-1　解开包布

3. 用一手握住婴儿双脚轻轻提起(图 4-2),使臀部略抬高,另一手用尿布上端洁净处轻拭会阴部及臀部,取出污湿的尿布,并将污湿部分卷折于内面,放入尿布桶内。

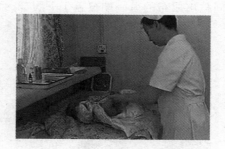

图 4-2　提起双脚

4. 必要时将婴儿抱起,用湿纸巾或蘸温水的小毛巾从前向后擦净臀部皮肤(图 4-3),注意擦净皮肤的皱褶部分,如果臀部皮肤发红,用小毛巾和温水清洁。用温水清洗臀部,清洗时一手托住小儿大腿根部及臀部,并以同侧前臂及肘部护住婴儿腰背部,另一手清洗臀部,清洗后用小毛巾将臀部水分轻轻拭干,将婴儿放回床上。

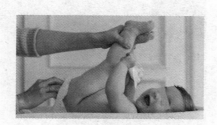

图 4-3　清洗臀部

5. 将预防尿布炎或治疗尿布炎的软膏、药物涂抹于臀部(图4-4),注意涂抹易于接触排泄物或皮肤发红的部位。

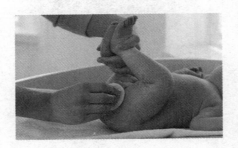

图 4-4　臀部涂抹药物

6. 再用一手握住婴儿双脚,使其臀部略抬高(图4-5),将准备好的清洁尿布一端垫于婴儿腰骶部,放下双脚,由两腿间拉出尿布的另一端覆盖于下腹部,系好尿布带,大小松紧适宜。

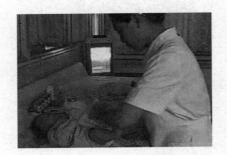

图 4-5　放置清洁尿布

7. 新生儿脐带未脱落时,可将尿片前部的上端向下折,保持脐带残端处于暴露状态并消毒(图4-6)。

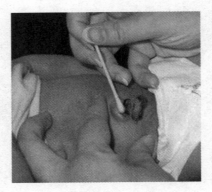

图 4-6　脐带消毒

8. 拉平婴儿衣服,盖好盖被,拉上床档。

9. 观察排泄物性状,或根据需要称量尿布。

10. 整理用物,洗手,记录观察内容。

(五)注意事项

1. 用物携带齐全,避免操作中离开婴儿。

2. 禁止将婴儿单独留在操作台上,始终确保一只手与婴儿接触,防止婴儿翻滚坠落。

3. 尿布应透气性好、吸水性强,根据需要可选择一次性尿布或棉质尿布,并应做到勤更换。

4. 注意保暖,房间温度应适宜,操作中减少暴露。

5. 男婴要确保阴茎指向下方,避免尿液从尿片上方漏出。

6. 注意检查尿布是否包扎合适,不可过紧也不可过松,大腿和腰部不能留有明显的缝隙,造成排泄物外溢。

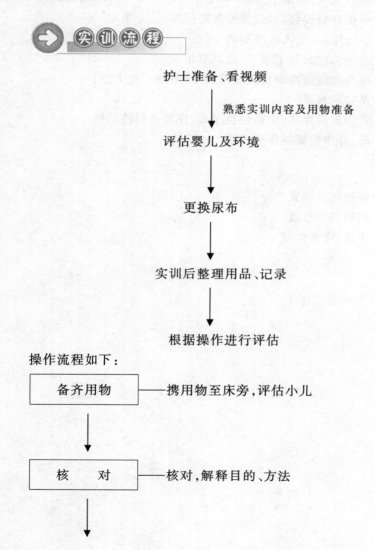

护士准备、看视频

↓ 熟悉实训内容及用物准备

评估婴儿及环境

↓

更换尿布

↓

实训后整理用品、记录

↓

根据操作进行评估

操作流程如下:

备齐用物 —— 携用物至床旁,评估小儿

↓

核　　对 —— 核对,解释目的、方法

↓

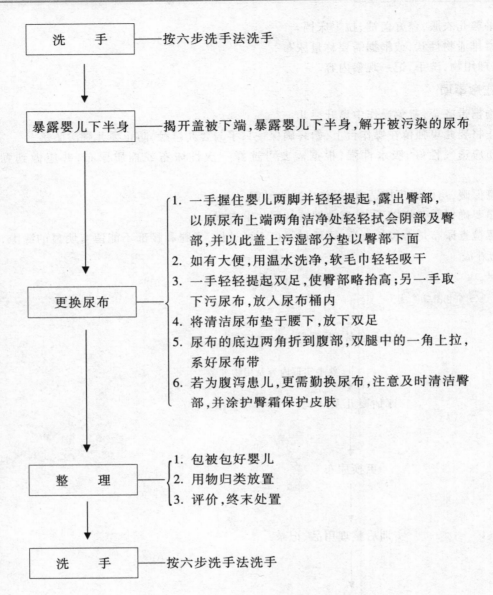

洗　　手 ——按六步洗手法洗手

暴露婴儿下半身 ——揭开盖被下端,暴露婴儿下半身,解开被污染的尿布

更换尿布
1. 一手握住婴儿两脚并轻轻提起,露出臀部,以原尿布上端两角洁净处轻轻拭会阴部及臀部,并以此盖上污湿部分垫以臀部下面
2. 如有大便,用温水洗净,软毛巾轻轻吸干
3. 一手轻轻提起双足,使臀部略抬高;另一手取下污尿布,放入尿布桶内
4. 将清洁尿布垫于腰下,放下双足
5. 尿布的底边两角折到腹部,双腿中的一角上拉,系好尿布带
6. 若为腹泻患儿,更需勤换尿布,注意及时清洁臀部,并涂护臀霜保护皮肤

整　　理
1. 包被包好婴儿
2. 用物归类放置
3. 评价,终末处置

洗　　手 ——按六步洗手法洗手

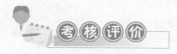考核评价

详见考核参考标准。

实训四　更换尿布法考核参考标准

项　目	要　　求	量　分	得　分
用物准备	干净衣服、包被、系带、浴巾、大毛巾、小毛巾、磅秤、尿布桶、护理篮、小盆、浴盆、课件视频 （缺一种扣 2 分）	20	
实训操作	1. 评估婴儿及环境 2. 备齐用物 3. 核对婴儿 4. 洗手 5. 暴露婴儿下半身，解开被污染的尿布 6. 更换尿布 7. 系好尿布带 8. 包好婴儿 9. 用物整理、处置 10. 洗手 11. 记录 12. 评价 （缺少一步扣 5 分） 提问注意事项 （每说错一个项目扣 5 分）	60	
熟练程度	15 分钟内完成 动作稳健、操作得当	5 5	
职业规范行　为	1. 服装、鞋帽整洁 2. 仪表大方、举止端庄 3. 态度和蔼	4 3 3	

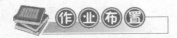

书写实验报告。

实训四　更换尿布法实验报告

姓　　名		实训日期		学　　号	
班　　级		带教老师		评　　分	

一、实训目的

二、用物准备

三、更换尿布的操作要点及方法

四、更换尿布操作中的注意事项

五、检测题

更换尿布的操作中不妥的是

A. 暴露婴儿下半身,解开污湿的尿布

B. 尿布大小及系带松紧应适宜

C. 尿布宜选择质地柔软的棉织品

D. 尿布清洁的上段由后向前擦净会阴

E. 更换动作应轻、快

老师签名:

批阅时间:

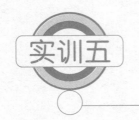

约束保护法

实训五

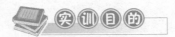
实训目的

便于诊疗和护理操作顺利进行,保证小儿安全,防止发生意外事故。

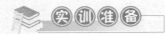
实训准备

1. 护士准备
洗手,戴口罩,修剪指甲。

2. 用物准备
大浴巾(或床单)、约束带、垫有棉垫的小夹板、绷带、胶布、2.5kg的沙袋、并指手套。根据约束部位不同选择合适的约束工具。

3. 环境准备
室内温度及湿度适宜。

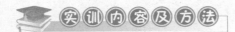
实训内容及方法

(一)实训方法

教师讲解约束保护法的理论知识,看视频、示教后,学生分组练习,教师巡回视察指导练习。实训结束前,每组抽查一名学生操作、评估,做出总结。

(二)评估

评估婴儿,做好解释工作,取得家长配合。

(三)操作步骤

1. 全身约束法

方法一:

(1)折叠大浴巾或床单,宽度以能盖住小儿从肩至脚跟部为宜。

(2)将小儿放置于大浴巾或床单中央,将大浴巾一边紧裹小儿一侧上肢、躯干和下肢,经胸、腹部至对侧腋窝处,再将大浴巾整齐地压于小儿身下。

(3)大浴巾紧裹小儿另一侧上肢,经胸腹部至对侧压于身下。如小儿活动剧烈,可用布带围绕双臂打活结系好(图5-1)。

方法二:

(1)折叠大浴巾或床单,宽度以能盖住小儿从肩至脚跟部为宜。

(2)将小儿放在大浴巾中央,将大浴巾一边紧裹小儿一侧手臂并从腋下经后背至另一侧腋下拉出,再紧裹该侧手臂,多余部分压在身下。

(3)大浴巾的另一边紧裹小儿经胸压于背下(图5-2)。

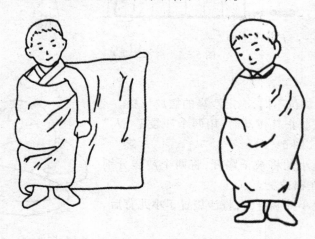

图5-1 全身约束法(一)

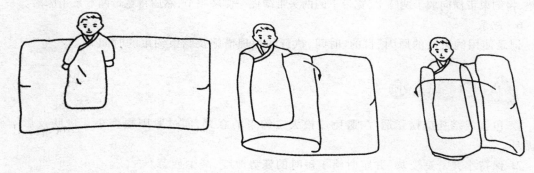

图5-2 全身约束法(二)

2. 手或足约束法

(1)约束带法 将小儿手或足置于约束带C端中间,将B端和D端绕腕部或踝部对折后系好,松紧度以手或足不易脱出且不影响血液循环为宜,将A端系在床档上(图5-3)。

(2)夹板法 在输液肢体下放置一衬有棉垫的小夹板,其长度应超过关节处,以胶布或绷带固定。

(3)手指约束法 使小儿五指并拢,套上手套,在腕部系好带子,避免指甲抓伤伤口或皮肤。

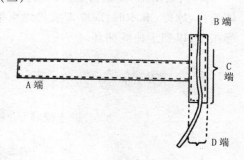

图5-3 手足约束法

3. 肘部约束法

脱去小儿的近侧外衣,整理好内衣袖子,将5cm宽的棉花包裹的夹板置于肘部下面,用绷带固定(图5-4)。

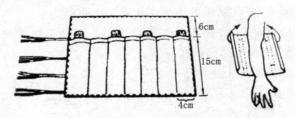

图5-4 肘部约束法

4. **沙袋约束法**

根据约束固定的部位不同,决定沙袋的摆放位置。

(1)需固定头部、防止其转动时,用两个沙袋呈"人"字形摆放在头部两侧(图5-5)。

(2)需保暖、防止小儿将被子踢开,将两个沙袋分别放在小儿两肩旁,压在棉被上。

(3)需侧卧、避免小儿翻身时,将沙袋置于小儿背后。

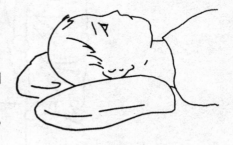

图5-5 头部沙袋约束法

5. **膝部约束法**

常用于固定膝部,限制小儿下肢活动。操作时,两膝衬棉垫,将约束带横向放于两膝上,宽带下的两头带缚住一侧膝关节,然后将宽带两端系于床沿。

6. **记录**

记录使用约束法的原因、目的、时间,执行的护理措施及结束约束的时间。

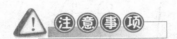

1. 包裹或结扎应松紧适宜,避免过松失去约束的意义,而过紧则损伤小儿皮肤及影响血液循环。

2. 保持小儿舒适姿势,并定时给予短时的姿势改变,减少疲劳。

3. 约束期间,要密切观察约束部位的皮肤颜色、温度,掌握血液循环情况。若发现小儿肢体苍白、冰冷、麻木时,应立即放松约束带;每2小时放松1次,并协助小儿翻身,必要时进行局部按摩,以利于血液循环。

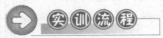

护士准备、看视频

熟悉实训内容及用物准备

评估小儿及环境

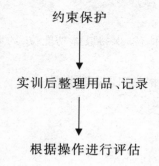

约束保护

↓

实训后整理用品、记录

↓

根据操作进行评估

操作流程如下：

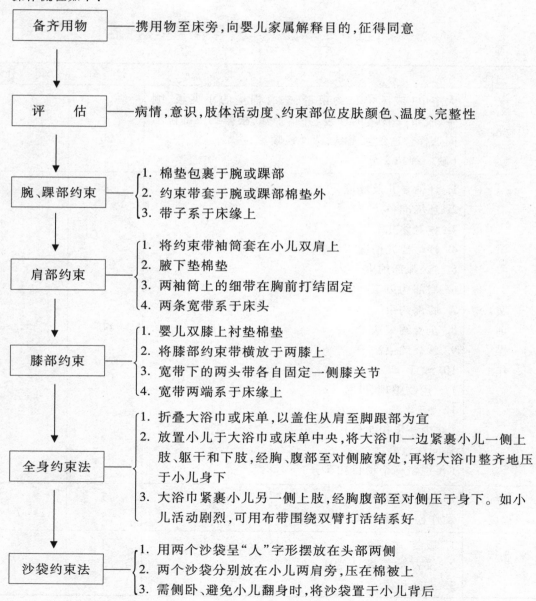

备齐用物 —— 携用物至床旁,向婴儿家属解释目的,征得同意

评　估 —— 病情,意识,肢体活动度、约束部位皮肤颜色、温度、完整性

腕、踝部约束
1. 棉垫包裹于腕或踝部
2. 约束带套于腕或踝部棉垫外
3. 带子系于床缘上

肩部约束
1. 将约束带袖筒套在小儿双肩上
2. 腋下垫棉垫
3. 两袖筒上的细带在胸前打结固定
4. 两条宽带系于床头

膝部约束
1. 婴儿双膝上衬垫棉垫
2. 将膝部约束带横放于两膝上
3. 宽带下的两头带各自固定一侧膝关节
4. 宽带两端系于床缘上

全身约束法
1. 折叠大浴巾或床单,以盖住从肩至脚跟部为宜
2. 放置小儿于大浴巾或床单中央,将大浴巾一边紧裹小儿一侧上肢、躯干和下肢,经胸、腹部至对侧腋窝处,再将大浴巾整齐地压于小儿身下
3. 大浴巾紧裹小儿另一侧上肢,经胸腹部至对侧压于身下。如小儿活动剧烈,可用布带围绕双臂打活结系好

沙袋约束法
1. 用两个沙袋呈"人"字形摆放在头部两侧
2. 两个沙袋分别放在小儿两肩旁,压在棉被上
3. 需侧卧、避免小儿翻身时,将沙袋置于小儿背后

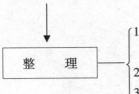

	1. 协助小儿取舒适体位,保持肢体功能位,约束带松紧合适,整理床单位
整 理	2. 向小儿及家属行相关知识宣教指导
	3. 洗手,做好护理记录

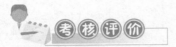

详见考核参考标准。

实训五 约束保护法考核参考标准

项　目	要　求	量　分	得　分
用物准备	大浴巾(或床单)、约束带、垫有棉垫的小夹板、绷带、胶布、2.5kg 的沙袋、并指手套,根据约束部位不同选择合适约束工具,课件视频 (缺一种扣 2 分)	20	
实 训 操 作	1. 评估婴儿及环境 2. 环境准备 3. 核对婴儿 4. 评估婴儿情况 5. 腕、踝部约束 6. 肩部约束 7. 膝部约束 8. 全身约束法 9. 沙袋约束法 10. 洗手 11. 用物整理、处置 12. 记录 (缺少一步扣 5 分) 提问注意事项 (每说错一个项目扣 5 分)	60	
熟练 程度	15 分钟内完成 动作稳健、操作得当	5 5	
职业规范 行　为	1. 服装、鞋帽整洁 2. 仪表大方、举止端庄 3. 态度和蔼	4 3 3	

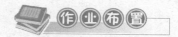

书写实验报告。

实训五　约束保护法实验报告

姓　　名		实训日期		学　　号	
班　　级		带教老师		评　　分	

一、实训目的

二、用物准备

三、各种约束保护法的操作要点及方法

四、约束保护法操作中的注意事项

五、检测题

1. 对小儿使用约束法的目的是

A. 促进血液循环

B. 确保安全

C. 提高血氧浓度

D. 保持体温稳定

E. 防止走失

2. 患儿,9 个月,以化脓性脑膜炎收治住院,在治疗过程中需使用约束带约束小儿配合治疗,在使用约束带过程中护士应重点观察

A. 衬垫是否垫好

B. 约束带是否牢靠

C. 约束部位的血液循环

D. 体位是否舒适

E. 意识是否清晰

3. 有关约束法的注意事项哪项是错误的

A. 约束的越牢固越好

B. 保持小儿舒适姿势,并定时给予短时的姿势改变

C. 若发现小儿肢体苍白、冰冷、麻木时,应立即放松约束带

D. 每 2 小时放松 1 次,密切观察肢端血液循环

E. 可进行局部按摩,促进血液循环

老师签名：

批阅时间：

实训六 臀红护理法

臀红是臀部皮肤长期受尿液、粪便及潮湿尿布刺激(亦可因尿布冲洗不净、使用橡胶布或塑料布)引起皮肤潮红、破溃甚至糜烂及表皮脱落,又称尿布皮炎,多发生于会阴、生殖器及臀部,易继发感染。

根据皮肤受损程度,可将臀红分为轻度和重度。重度又分为重Ⅰ度、重Ⅱ度及重Ⅲ度。

轻度:表现为皮肤潮红(图6-1)。

重度:重Ⅰ度,表现为皮肤潮红伴有皮疹(图6-2)。重Ⅱ度,除以上表现外,并有皮肤破溃、脱皮(图6-3)。重Ⅲ度,表现为局部皮肤大片糜烂或表皮剥脱(图6-4),可有继发感染。

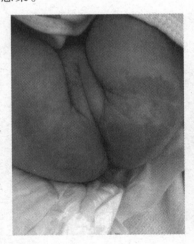

图6-1 轻度臀红

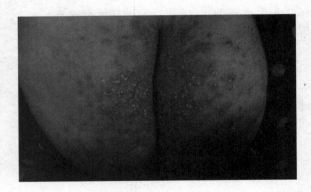

图6-2 重Ⅰ度臀红

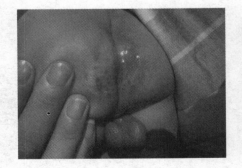

图6-3 重Ⅱ度臀红

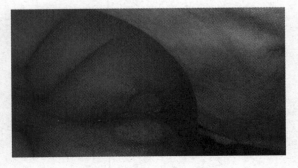

图6-4 重Ⅲ度臀红

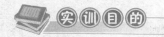

1. 能判断臀红的程度。
2. 掌握臀红护理的目的。
3. 能进行臀红护理。

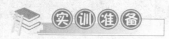

1. 护士准备
洗手,戴口罩,修剪指甲。
2. 用物准备
清洁尿布、盛温水的小盆、小毛巾、吸水纸、棉签、弯盘、污物桶、3%～5%鞣酸软膏、40%氧化锌软膏、0.02%高锰酸钾溶液、紫草油、鱼肝油软膏、1%甲紫、康复新溶液、红外线灯或鹅颈灯。
3. 环境准备
关好门窗,调节室内温度至27℃左右。

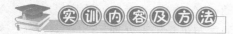

(一)评估
评估患儿病情、臀红的程度。

(二)臀红护理目的
保持患儿臀部皮肤清洁、干燥,避免感染,促进受损皮肤修复。

(三)操作步骤

1. 将物品按序摆放在护理车上,推至床前。
2. 轻轻揭开小儿盖被,暴露其下半身(图6-5),去除污湿的尿布,若有大便则用温水将臀部清洗干净,并用小毛巾或吸水纸吸干水分。

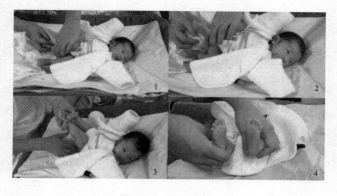

图6-5　清理臀部

3. 用清洁的尿布垫于臀下(图6-6),使臀部暴露于空气中或阳光下10~20分钟,每日2~3次。

4. 若臀红严重也可用红外线灯或鹅颈灯照射局部15~20分钟(灯泡25~40W,距离臀部30~40cm),每日2~3次,然后将蘸有油类或药膏的棉签轻贴在受损皮面上轻轻滚动,均匀涂药。

5. 给患儿更换清洁尿布,拉平衣服,盖好盖被。

6. 整理用物,洗手,记录。

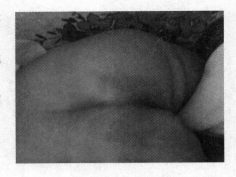

图6-6 臀部暴露于空气中

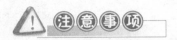 **注意事项**

1. 患儿臀部受损皮面用温水清洗,禁用肥皂水,避免用小毛巾擦洗,动作轻柔。

2. 暴露患儿臀部时注意保暖;进行灯泡照射时,要有专职护理人员看护,以免烫伤。

3. 根据臀部皮肤受损程度选择油类或药膏:轻度臀红涂紫草油或鞣酸软膏,重Ⅰ、Ⅱ度臀红涂鱼肝油软膏或1%甲紫,重Ⅲ度臀红涂鱼肝油软膏或康复新溶液。继发细菌或真菌感染时,可用0.02%高锰酸钾溶液冲洗吸干,再涂1%~2%甲紫,2次/天,用至臀部感染控制。

4. 用蘸有药膏的棉签轻贴在受损皮面上轻轻滚动,均匀涂抹,避免来回涂擦。

5. 勤换尿布,保持患儿臀部清洁干燥,对所用过的尿布进行消毒处理。

实训流程

护士准备、看视频

↓ 熟悉实训内容及用物准备

评估患儿及环境

↓ 根据患儿具体情况选择局部处理方法

臀红处理

↓

实训后整理用品、记录

↓

根据操作进行评估

操作流程如下：

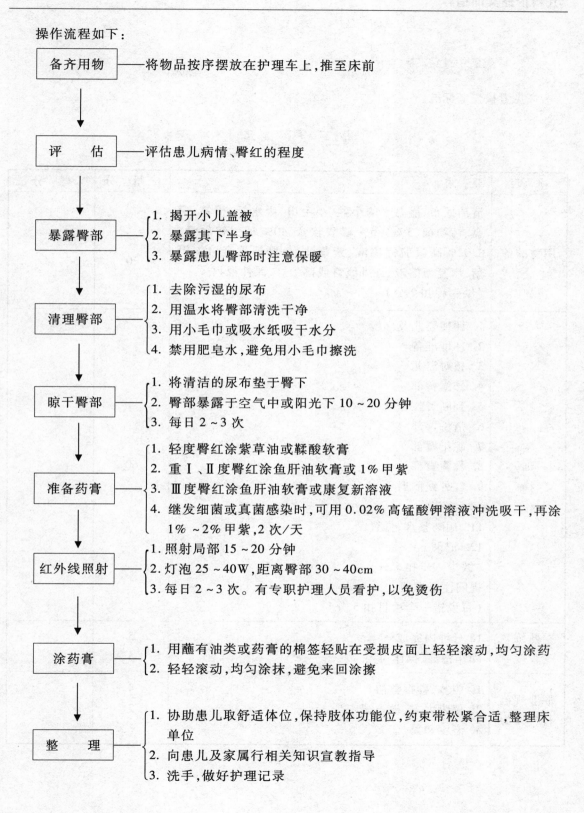

备齐用物 —— 将物品按序摆放在护理车上，推至床前

评 估 —— 评估患儿病情、臀红的程度

暴露臀部 ——
1. 揭开小儿盖被
2. 暴露其下半身
3. 暴露患儿臀部时注意保暖

清理臀部 ——
1. 去除污湿的尿布
2. 用温水将臀部清洗干净
3. 用小毛巾或吸水纸吸干水分
4. 禁用肥皂水，避免用小毛巾擦洗

晾干臀部 ——
1. 将清洁的尿布垫于臀下
2. 臀部暴露于空气中或阳光下 10～20 分钟
3. 每日 2～3 次

准备药膏 ——
1. 轻度臀红涂紫草油或鞣酸软膏
2. 重Ⅰ、Ⅱ度臀红涂鱼肝油软膏或 1% 甲紫
3. Ⅲ度臀红涂鱼肝油软膏或康复新溶液
4. 继发细菌或真菌感染时，可用 0.02% 高锰酸钾溶液冲洗吸干，再涂 1%～2% 甲紫，2 次/天

红外线照射 ——
1. 照射局部 15～20 分钟
2. 灯泡 25～40W，距离臀部 30～40cm
3. 每日 2～3 次。有专职护理人员看护，以免烫伤

涂药膏 ——
1. 用蘸有油类或药膏的棉签轻贴在受损皮面上轻轻滚动，均匀涂药
2. 轻轻滚动，均匀涂抹，避免来回涂擦

整 理 ——
1. 协助患儿取舒适体位，保持肢体功能位，约束带松紧合适，整理床单位
2. 向患儿及家属行相关知识宣教指导
3. 洗手，做好护理记录

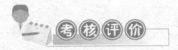

详见考核参考标准。

实训六　臀红护理法考核参考标准

项　目	要　求	量　分	得　分
用物准备	清洁尿布、盛温水的小盆、小毛巾、吸水纸、棉签、弯盘、污物桶、3%～5%鞣酸软膏、40%氧化锌软膏、0.02%高锰酸钾溶液、紫草油、鱼肝油软膏、1%甲紫、康复新溶液、红外线灯或鹅颈灯、课件视频 （缺一种扣2分）	20	
实训操作	1. 评估婴儿及环境 2. 环境准备 3. 核对婴儿 4. 暴露臀部 5. 判断臀红程度 6. 清洗臀部 7. 晾干臀部 8. 暴露臀部 9. 红外线照射 10. 涂药 11. 用物整理、处置 12. 记录 （缺少一步扣5分） 提问注意事项 （每说错一个项目扣5分）	60	
熟练程度	15分钟内完成 动作稳健、操作得当	5 5	
职业规范行　为	1. 服装、鞋帽整洁 2. 仪表大方、举止端庄 3. 态度和蔼	4 3 3	

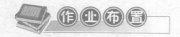

书写实验报告。

实训六　臀红护理法实验报告

姓　　名		实训日期		学　　号	
班　　级		带教老师		评　　分	

一、实训目的

二、用物准备

三、臀红护理操作的要点及方法

四、臀红护理操作中的注意事项

五、检测题

1. 预防发生臀红的主要措施是

A. 用一次性尿布

B. 用棉质品尿布

C. 尿布煮沸消毒

D. 勤换尿布

E. 加强保暖

2. 臀红的正确护理操作是

A. 便后应洗净臀部,并涂滑石粉

B. 便后应用肥皂清洗臀部

C. 便后用温开水清洗臀部并拭干

D. 局部表皮剥脱者涂抗生素软膏

E. 局部有皮疹者涂激素类软膏

3. 患儿,5 个月,因腹泻就诊,体检发现其臀部皮肤潮红,局部清洗后涂药宜选用

A. 红霉素软膏

B. 鞣酸软膏

C. 1% 甲紫

D. 硝酸咪康唑霜

E. 硫酸锌软膏

4. 不适用于护理臀红的药物是

A. 0.02% 高锰酸钾溶液

B. 鱼肝油软膏

C. 3% ~5% 鞣酸软膏

D. 硝酸咪康唑霜

E. 锡类散

(5~6 题共用题干)

某男婴,5 个月。因腹泻 2 天就诊,每日大便 10 余次,臀部皮肤潮红,伴有皮疹,有少许脱皮。

5. 该患儿臀红属于

A. 轻度

B. 重Ⅰ度

C. 重Ⅱ度

D. 重Ⅲ度

E. 重Ⅳ度

6. 臀部皮肤护理操作错误的是

A. 每次大便后用温水清洗干净

B. 洗后用小毛巾吸干水分

C. 可用鹅颈灯照射臀部

D. 灯泡照射时间为 30 分钟

E. 灯泡照射后可涂鱼肝油软膏

老师签名:

批阅时间:

实训七 # 光照疗法

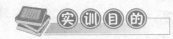

1. 掌握光照疗法的目的及临床意义。
2. 熟悉光照疗法的原理。
3. 能进行光照疗法的护理。

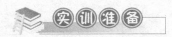

1. 护士准备
衣帽整齐,仪表端庄,剪指甲,洗手,戴口罩,带墨镜备用。
2. 用物准备
(1)蓝光箱(图7-1)。

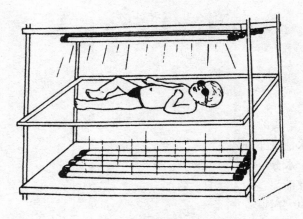

图7-1 婴儿蓝光箱

(2)灭菌蒸馏水、配电盘、胶贴、婴儿棉垫、床单、尿布、婴儿服、体温计、遮光眼罩、记录单。
(3)多媒体课件视频。
3. 患儿准备
向患儿家属解释使用光照疗法的重要性和安全性,取得患儿家属的理解与配合。需要进行蓝光治疗的患儿,需注意体温、清洁皮肤、修剪指甲、双眼戴护眼罩,用尿布遮盖会阴部,其他皮肤均裸露。

4. 环境准备

保持环境温湿度适宜。

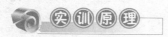 **实训原理**

光照疗法(简称光疗)就是应用日光、人造光源中的可见光线和不可见光线防治疾病的方法。光疗始于日光疗法,早在公元2世纪就有了日光疗法的记载。光疗主要有紫外线疗法、可见光疗法、红外线疗法和激光疗法。儿科主要使用可见光疗法。

可见光就是人眼能看到的光线。用可见光治疗疾病的方法为可见光疗法,主要包括红光、蓝光、蓝紫光及多光谱疗法。红光具有兴奋作用,黄光、绿光与红光作用相反,蓝紫光可用于治疗黄疸。

经过蓝光照射血中的未结合胆红素可分解为水溶性胆红素,经胆汁和尿液排出体外,从而降低黄疸患儿体内胆红素水平,有效预防黄疸加重及胆红素脑病的发生。

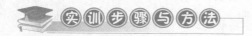 **实训步骤与方法**

(一)实训方法

教师讲解有关光照疗法的理论知识,看视频、示教后,学生分组练习,教师巡回视察指导练习。实训结束前,每组抽查一名学生操作、评估,做出总结。

(二)评估

1. 患儿日龄、体重、体温、每日血清总胆红素数、意识等情况。
2. 蓝光箱的运转情况,环境温度是否适宜。
3. 与患儿家属进行有效沟通,取得其理解和配合。

(三)日光浴

婴儿经常晒太阳的益处在于:阳光可以给婴儿带来热量,促进血液循环和新陈代谢;阳光中还有紫外线,除了具有杀菌和增强抵抗力的作用,还可以使皮肤里的麦角固醇转变为维生素D,预防小儿佝偻病。

1. 操作步骤

(1)选择好时间 选择风和日丽、没有风的好天气,而且最好选择在中午。因为这一时间段气温相对较高,而阳光中的红外线温度也比较高,这样就可以使身体发热,可以促进血液循环和新陈代谢,增强婴儿的活力。而且中午时分还是婴儿体内维生素D合成的大好时间,可以促进肠道对钙、磷的吸收,增强婴儿的体质。

(2)准备工作 冬天的天气比较寒冷,选择在室内进行,但是不要隔着玻璃。如果隔着玻璃进行日光照射,维生素D不能很好生成。打开一扇窗户,让阳光通过窗户照射进室内。要给婴儿带上能遮盖好婴儿眼睛的帽子,可以选用有帽檐的白布帽。

晒太阳时最好穿红色衣服,最好不要穿黑色衣服。因为红色衣服的辐射长波能迅速减弱有杀伤力的短波紫外线。

室内温度要稍高,给孩子穿一些宽大、柔软的衣服,让孩子的皮肤先隔着衣服多接触阳光。穿衣的厚度一定要恰当,注意避免穿衣太少使婴儿感冒。

(3)日光浴 刚开始做日光浴时,可以先晒晒孩子的脸和手脚;等四五天习惯了以后,再把裤腿卷起来晒到膝盖;再过四五天可以晒到大腿。按这种顺序,每过四五天可多裸露一点,渐次为腹部→胸部→背部→全身。

(4)日光照射时间 婴儿每次日光浴的时间从2分钟开始,每隔一两天可增加1分钟;经过一个月的过渡期延长至20分钟左右。

(5)记录、观察。

2. 婴儿进行阳光浴时的注意事项

(1)一般新生儿满月后便可到室外晒太阳和进行日光浴,夏秋时在第3周就可到户外活动。开始每天可晒3~5分钟,随着月龄增长,逐渐延长时间,可以是10~30分钟或更长些。阳光较强时可少晒些时间,阳光太强烈时最好不做日光浴。

(2)日光浴可以分部进行,天气暖和时,通常先从足、大腿、腹部开始,然后到胸和背部。气温较低时,为防止感冒,应注意穿好衣服,只露日光浴部分即可。

(3)避免阳光直照射婴儿眼睛,也不要让较强阳光照射时间太长。如发现婴儿出汗多、精神萎靡、皮肤发红、心跳加快,应立即停止阳光浴。

(4)不要在尘埃和烟雾较多的环境中进行日光浴,因空气不洁既对婴儿呼吸不利,也会阻止紫外线的透过。不宜隔着玻璃晒太阳,因玻璃会阻止紫外线穿过,不能使皮肤真正受益。

(5)婴儿空腹时不宜日光浴,一般在早餐或午餐后1小时后进行为好。每次日光浴后,最好能及时给婴儿补充些水分,喂点果汁、蔬菜汤等。

(四)蓝光箱的使用

1. 操作步骤

(1)衣帽整齐,洗手,戴口罩。

(2)核对患儿腕带信息,告知家长操作的目的、方法,取得配合。

(3)检查蓝光箱,接通电源,打开电源开关及蓝光灯开关,调节温度至32~34℃,湿度至55%~65%。

(4)检查患儿全身情况,测量体温、呼吸、脉搏、体重及黄疸指数并记录。

(5)为患儿剪短指甲,脱去衣服,戴护眼罩、手套,系好遮光丁字形尿布遮盖会阴。将患儿置于蓝光箱内,记录开始光照的时间。

(6)照射结束后,将患儿抱出蓝光箱后关掉电源,摘下眼罩、遮光尿布及手套。检查患儿皮肤有无损伤,穿好衣物,测量体重、黄疸指数,记录。

(7)彻底清洁蓝光箱,灯管用95%乙醇擦拭,记录灯管总照射时间。

2. 注意事项

(1)光疗过程中,加强巡视,严格交接班,保证患儿安全。

(2)随时监测。

(3)记录出入水量、室温和箱温。光疗期间患儿体温控制在36.7~37.3℃,每2小时测体温1次,若体温低于35℃或超过37.8℃时暂停光照,经处理体温恢复正常后继续光疗。沐浴后照射时禁止涂粉及油脂。

（4）预防呕吐、窒息，患儿在吃奶后 30 分钟内，在箱内采取右侧卧位。

（5）加强皮肤护理，注意勤换尿布。

（6）光疗过程中要保护眼睛、会阴，男孩要特别注意保护外生殖器。

（7）光疗过程中观察患儿精神及生命体征、大小便性状，有无呼吸暂停、嗜睡、烦躁，皮肤有无发红、皮疹，吸吮力及哭声有无变化等。

（8）蓝光箱每次使用后准确记录灯管照射时间，使用满 300 小时更换新灯管。蓝光灯使用及清洁消毒时应按程序操作，以免损坏。

（五）光疗的临床应用

1. 紫外线光疗的临床应用

紫外线光疗的临床应用分预防应用及治疗应用。在感冒、流感、百日咳、猩红热、白喉、风湿热等流行期，患儿照射紫外线可使症状减轻，健康人尤其是小儿照射有预防作用。紫外线照射还有预防佝偻病的作用。

2. 蓝光的临床应用

主要用于治疗新生儿黄疸。

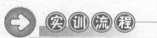

护士准备、看视频

↓ 熟悉实训内容及用物准备

评估患儿及环境

↓

根据患儿具体情况选择光疗

↓

光疗

↓

实训后整理用品、记录

↓

根据操作进行评估

蓝光照射操作流程如下：

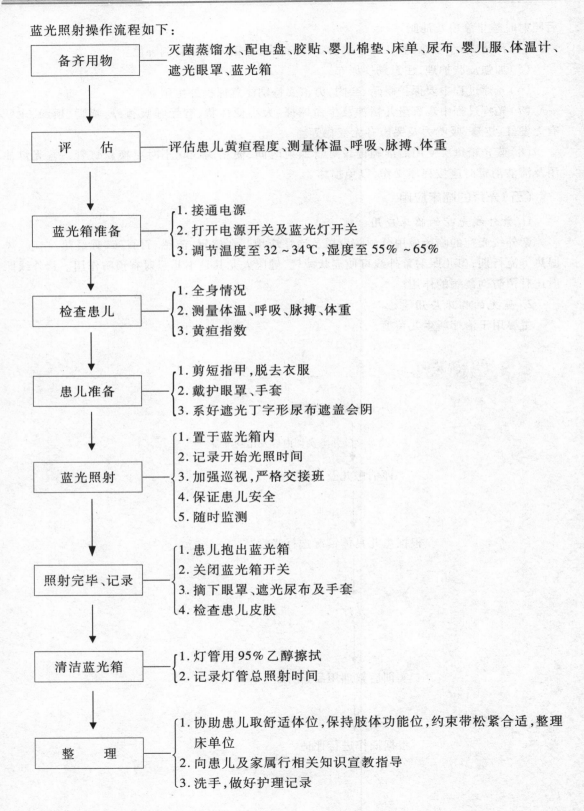

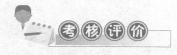考核评价

详见考核参考标准。

实训七　光照疗法考核参考标准

项　目	要　求	量　分	得　分
用物准备	灭菌蒸馏水、配电盘、胶贴、婴儿棉垫、床单、尿布、婴儿服、体温计、遮光眼罩、蓝光箱、课件视频 （缺一种扣 2 分）	20	
实 训 操 作	1. 评估婴儿及环境 2. 环境、蓝光箱准备 3. 核对患儿 4. 检查患儿 5. 患儿准备 6. 蓝光照射 7. 照射完毕、记录 8. 清洁蓝光箱 9. 用物整理、处置 10. 记录 （缺少一步扣 5 分） 提问注意事项 （每说错一个项目扣 5 分）	60	
熟练 程度	15 分钟内完成 动作稳健、操作得当	5 5	
职业规范 行　　为	1. 服装、鞋帽整洁 2. 仪表大方、举止端庄 3. 态度和蔼	4 3 3	

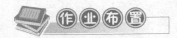

书写实验报告。

实训七　光照疗法实验报告

姓　　名		实训日期		学　　号	
班　　级		带教老师		评　　分	

一、实训目的

二、用物准备

三、蓝光照射操作的要点及方法

四、蓝光照射护理操作中的注意事项

五、检测题

1. 患儿准备入光疗箱时,以下哪项做法是错误的

A. 患儿入箱前须进行皮肤清洁

B. 可在皮肤上涂油膏保护皮肤

C. 剪短指甲,防止抓破皮肤

D. 脱去患儿的衣裤,全身裸露

E. 佩带遮光眼罩、尿布遮挡会阴部

2. 蓝光疗法的适应证为

A. 新生儿硬肿症

B. 新生儿破伤风

C. 新生儿颅内出血

D. 新生儿败血症

E. 新生儿高胆红素血症

3. 蓝光疗法最常见的副作用是

A. 腹泻

B. 发热

C. 皮疹

D. 溶血

E. 青铜症

4. 必须更换蓝光照射灯管的条件是其累计使用达

A. 100 小时

B. 300 小时

C. 500 小时

D. 1000 小时

E. 1500 小时

5. 患儿,日龄 5 天,因黄疸较重,置于蓝光箱内照射,护理操作不正确的是

A. 保持光疗箱内的温、湿度稳定

B. 光疗时每 2 小时测体温 1 次

C. 严密观察病情,注意副作用

D. 体温超过 38.5℃时,继续光疗

E. 保证水分及营养供给

老师签名:

批阅时间:

实训八 温箱使用法

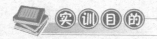

1. 掌握温箱使用的方法。
2. 熟悉温箱使用的适应证。
3. 能进行温箱使用的护理。

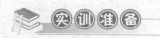

1. 护士准备
衣帽整齐,仪表端庄,剪指甲,洗手,戴口罩。

2. 用物准备
(1)婴儿温箱(图8-1)。

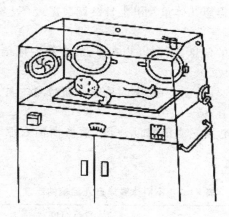

图8-1 婴儿温箱

(2)灭菌蒸馏水、配电盘、胶贴、婴儿棉垫、床单、尿布、婴儿服、体温计、记录单。

3. 患儿准备
向患儿家属解释使用温箱治疗的重要性和安全性,取得患儿家属的理解与配合。

4. 环境准备
保持环境温、湿度适宜。

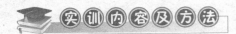

（一）实训方法

教师讲解有关温箱使用的理论知识,看视频、示教后,学生分组练习,教师巡回视察指导练习。实训结束前,每组抽查一名学生操作、评估,做出总结。

（二）温箱使用法的目的

温箱为体重低于2000g及异常新生儿(新生儿寒冷损伤综合征、低体温者)提供一个温度和湿度适宜的环境,使患儿的体温维持正常。

（三）评估

1. 患儿胎龄、日龄、体重、体温、生命体征、意识等情况。
2. 温箱的运转情况,环境温度是否适宜。
3. 与患儿家属进行有效沟通,取得其理解和配合。

（四）操作步骤

1. 衣帽整齐,洗手,戴口罩。
2. 核对患儿腕带信息,如姓名、床号等,了解患儿的病情、体温、体重及日龄等,告知家长操作的目的和方法。
3. 清洁、消毒温箱。将无菌蒸馏水加入温箱水槽至水位指示线,并加蒸馏水于湿化器水槽中。
4. 接通电源,检查温箱性能。
5. 调试温度和湿度。根据患儿体重及出生日龄调节温度(表8-1),设定湿度,使箱内湿度保持在55%~65%,接上氧气导管。
6. 再次核对患儿腕带上的信息,脱去患儿衣服,放在箱中床垫中央,放置测温器,设定所需的皮肤温度(范围34~37.9℃)。
7. 关上婴儿温箱前门,向外转动旋钮,牢固关紧。随时测体温并做好记录,直至正常后每4小时测一次,注意维持体温在36~37℃。
8. 停止使用温箱,关闭电源。清洁患儿皮肤,更换清洁衣服、尿布,用棉被包裹好患儿出箱。
9. 整理用物,洗手,记录。

表8-1　不同体重早产儿温箱的温度

体重	温箱温度			
	35℃	34℃	33℃	32℃
1000g	初生10天内	10天以后	3周以后	5周以后
1500g	—	初生10天内	10天以后	4周以后
2000g	—	初生2天内	2天以后	3周以后
2500g以上	—	—	初生2天内	2天后

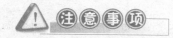 注意事项

1. 空气流通

婴儿温箱应放在平坦且易于操作的地方,要锁定脚轮。避免安放在靠近窗户和气、热源旁,避免日光直射及冷空气对流处。

2. 清洁

每日清洁婴儿温箱,每周更换并进行彻底消毒、记录;使用过程中定期进行细菌学监测。每24小时更换加湿室中的灭菌蒸馏水,加入水温不宜超过40℃。

3. 保暖

各项治疗、护理措施尽量集中进行,如需将患儿抱出婴儿温箱做治疗护理时,注意保暖。

4. 观察

密切观察患儿生命体征等。

5. 温箱恒温

使用婴儿温箱时室温不宜过低,使用过程中要密切观察箱温和使用情况,发现问题及时妥善处理。

6. 执行操作流程

使用婴儿温箱要严格执行操作规程,随时观察婴儿温箱控制面板各项数据显示是否正常,出现报警要及时查找原因并处理。

7. 出温箱条件

①体重达2000g或以上,体温正常者;②在不加热的温箱内,室温维持在25℃左右,患儿能保持体温正常者;③患儿在温箱内生活了1个月以上,体重虽未达到2000g,但一般情况良好者。

实训流程

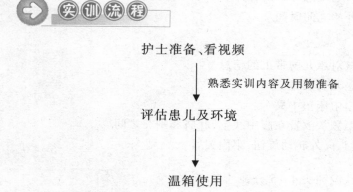

护士准备、看视频

↓ 熟悉实训内容及用物准备

评估患儿及环境

↓

温箱使用

↓

实训后整理用品、记录

↓

根据操作进行评估

温箱使用操作流程如下：

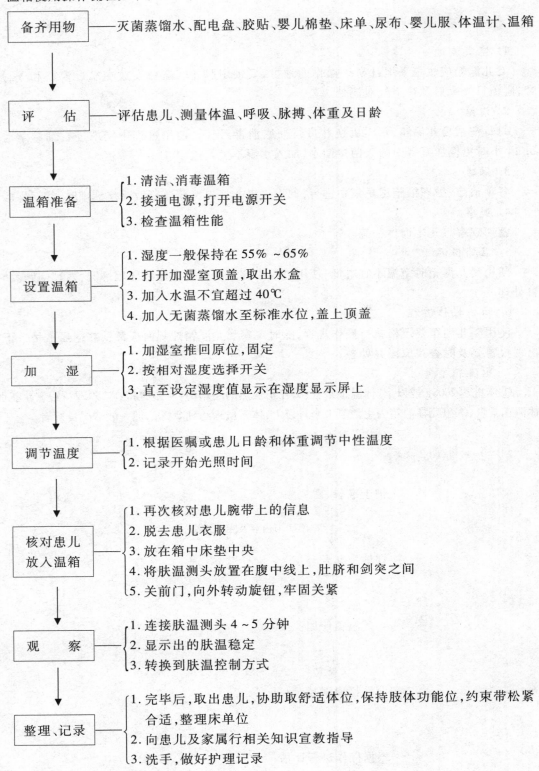

备齐用物 —— 灭菌蒸馏水、配电盘、胶贴、婴儿棉垫、床单、尿布、婴儿服、体温计、温箱

评　估 —— 评估患儿、测量体温、呼吸、脉搏、体重及日龄

温箱准备
1. 清洁、消毒温箱
2. 接通电源，打开电源开关
3. 检查温箱性能

设置温箱
1. 湿度一般保持在 55% ~65%
2. 打开加湿室顶盖，取出水盒
3. 加入水温不宜超过 40℃
4. 加入无菌蒸馏水至标准水位，盖上顶盖

加　湿
1. 加湿室推回原位，固定
2. 按相对湿度选择开关
3. 直至设定湿度值显示在湿度显示屏上

调节温度
1. 根据医嘱或患儿日龄和体重调节中性温度
2. 记录开始光照时间

核对患儿放入温箱
1. 再次核对患儿腕带上的信息
2. 脱去患儿衣服
3. 放在箱中床垫中央
4. 将肤温测头放置在腹中线上，肚脐和剑突之间
5. 关前门，向外转动旋钮，牢固关紧

观　察
1. 连接肤温测头 4~5 分钟
2. 显示出的肤温稳定
3. 转换到肤温控制方式

整理、记录
1. 完毕后，取出患儿，协助取舒适体位，保持肢体功能位，约束带松紧合适，整理床单位
2. 向患儿及家属行相关知识宣教指导
3. 洗手，做好护理记录

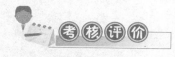考核评价

详见考核参考标准。

实训八　温箱使用法考核参考标准

项　目	要　求	量　分	得　分
用物准备	灭菌蒸馏水、配电盘、胶贴、婴儿棉垫、床单、尿布、婴儿服、体温计、遮光眼罩、温箱、课件视频 （缺一种扣2分）	20	
实训操作	1. 用物准备 2. 评估患儿 3. 环境、温箱准备 4. 设置温箱 5. 调节温、湿度 6. 核对患儿 7. 放入温箱 8. 观察、记录 9. 使用完毕、记录 10. 用物整理、处置 （缺少一步扣5分） 提问注意事项 （每说错一个项目扣5分）	60	
熟练程度	15分钟内完成 动作稳健、操作得当	5 5	
职业规范行　为	1. 服装、鞋帽整洁 2. 仪表大方、举止端庄 3. 态度和蔼	4 3 3	

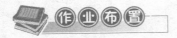

书写实验报告。

实训八　温箱使用法实验报告

姓　　名		实训日期		学　　号	
班　　级		带教老师		评　　分	

一、实训目的

二、用物准备

三、温箱使用操作的要点及方法

四、温箱使用护理操作中的注意事项

五、检测题

1. 温箱护理的注意事项,哪项是错误的
A. 使用温箱应随时观察情况
B. 冬季温箱应放在取暖设备附近
C. 温箱不宜放在阳光直射处
D. 掌握温箱性能,安全使用
E. 严禁骤然提高温箱温度

2. 早产儿,日龄1天,出生体重1500g,用温箱保暖,温箱内的中性温度是
A. 35℃
B. 34℃
C. 33℃
D. 32℃
E. 30℃

3. 患儿,日龄3天,因低体温用温箱复温,护理操作正确的是
A. 经常打开温箱通风
B. 喂奶时将患儿从温箱中抱出
C. 注射时将患儿从温箱中抱出
D. 换尿布时将患儿从温箱中抱出
E. 一切操作均在温箱中进行

4. 早产儿,日龄1天,因低体温遵医嘱放置于温箱内复温治疗。护理操作不正确的是
A. 使用温箱时应随时观察情况
B. 冬季温箱应放在取暖设备附近
C. 定期消毒保持温箱的清洁
D. 掌握温箱性能,安全使用
E. 护理、治疗措施集中进行

5. 婴儿温箱的湿度设定为
A. 35%～45%
B. 45%～55%
C. 55%～65%
D. 65%～75%
E. 75%～85%

老师签名:

批阅时间:

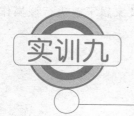

小儿静脉穿刺法

实训九

一、头皮静脉穿刺法

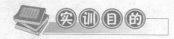

1. 掌握头皮静脉穿刺要点。
2. 熟悉头皮静脉穿刺注意事项。
3. 能熟练进行头皮静脉穿刺。

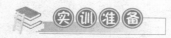

1. 护士准备

（1）静脉选择　一般选用颞浅静脉、耳后静脉、额上静脉（图9-1），观察穿刺部位皮肤及血管状况。

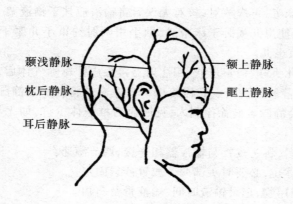

颞浅静脉　　　　　　额上静脉

枕后静脉　　　　　　眶上静脉

耳后静脉

图9-1　头皮静脉示意图

（2）了解药物　熟悉所用药物的用法、药理作用、副作用,患儿用药史及过敏史。

（3）其他　做好解释工作,洗手,戴口罩。

2. 用物准备

治疗车、治疗盘、头皮针、注射器、液体、药物、2%碘酊、75%乙醇、干棉球、棉签、胶布、敷料、备皮用品等,实验动物选兔子,模型人、多媒体课件及视频。

3. 患儿及家属准备

更换尿布或协助患儿排尿、顺头发方向剃净局部毛发。患儿及家属了解进行该操作的目的、配合及注意事项。

4. 环境准备

环境清洁、宽敞,操作前半小时停止扫地及更换床单。

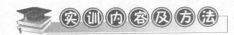 **实训内容及方法**

(一)实训方法

教师讲解有关头皮静脉穿刺的理论知识,看视频、示教后,学生分组练习,教师巡回视察指导练习。实训结束前,每组抽查一名学生操作、评估,做出总结。

(二)头皮静脉穿刺目的

1. 纠正水、电解质、酸碱平衡失调。
2. 补充营养,供给热量。
3. 开通静脉通路,输入药物,治疗疾病。

(三)评估患儿

1. 患儿的病情、出入液量及心肺功能。
2. 药物的性质、不良反应、禁忌证,给药计划和速度。
3. 穿刺部位皮肤的完整性和头皮静脉的状况。

(四)操作步骤

1. 洗手,戴口罩,备齐用物。
2. 推治疗车到病床旁,再次核对,核对无误后将输液瓶挂于输液架上,排净空气。
3. 枕头放在床沿,使患儿横卧于床中央,助手用两肘约束小儿躯干,两手固定于头部,必要时用全身约束法约束患儿。
4. 穿刺者站于患儿头端,消毒皮肤,用注射器接头皮针驱除气体后,一手绷紧血管两端皮肤,另一手持针在距离静脉最清晰点后移约 0.3cm 左右处将针头沿静脉向心方向平行刺入皮肤,然后针头稍挑起,沿静脉走向徐徐刺入,见回血后推液体少许,如无异常,用胶布固定针头和硅胶管。
5. 将注射器取下后,将头皮针与输液器相连接,调节滴速。
6. 置患儿于舒适体位,必要时头部两旁放置沙袋固定。
7. 安抚患儿,整理用物,记录输液时间、输液量及药物。

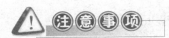 **注意事项**

1. 严格执行查对制度和无菌技术操作原则。
2. 针头刺入皮肤,如无回血,可用注射器轻轻抽吸以确定回血,因血管充盈不全或血管细小而无回血,可推入极少量液体,如畅通无阻,皮肤无隆起并点滴顺利,证实穿刺成功,如皮肤变白,提示进入动脉,应重新穿刺。

3. 在穿刺过程中注意观察患儿面色和一般情况,注意有无发绀等。

二、颈外静脉穿刺法

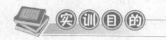 实训目的

1. 掌握颈外静脉穿刺的要点。
2. 熟悉颈外静脉穿刺的注意事项。
3. 能进行颈外静脉穿刺及护理。

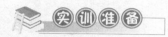 实训准备

1. 护士准备

评估患儿,做好解释工作;洗手,戴口罩。

2. 用物准备

治疗车、治疗盘、无菌治疗巾、无菌棉签、无菌棉球、无菌注射器、采血针头、皮肤消毒液、速干手消毒液、弯盘,根据检验目的备标本容器、试管架,需要时备手套,模型人、多媒体课件及视频。

3. 患儿准备

更换尿布,必要时全身约束患儿。

4. 环境准备

操作台清洁、宽敞。

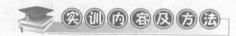 实训内容及方法

(一)实训方法

教师讲解有关颈外静脉穿刺的理论知识,看视频、示教后,学生分组练习,教师巡回视察指导练习。实训结束前,每组抽查一名学生操作、评估,做出总结。

(二)颈外静脉穿刺目的

婴幼儿或肥胖儿采集静脉血液标本。

(三)局部评估

穿刺部位皮肤的完整性和血管情况。

(四)操作步骤

1. 衣帽整齐,洗手,戴口罩。
2. 明确检查目的、注意事项,了解患儿的诊断、治疗和采血前的准备情况。
3. 核对检验单,检查标本容器是否完好,填写容器标签各项内容并粘贴于容器上。
4. 将用物准备齐全,按使用顺序放于治疗车上。
5. 核对患儿的床号、姓名,向患儿家长解释操作的目的和方法。

6. 将患儿抱至治疗室，使患儿去枕平卧或45°~60°侧卧于操作台上，头偏向对侧，肩下垫薄枕或使患儿肩与操作台边缘平齐，头低肩高，颈部伸展平直，评估局部皮肤和血管情况。

7. 助手两前臂约束固定患儿上肢和躯干，两手固定头部。

8. 再次核对，操作者进行手消毒，穿刺部位常规消毒，范围为8~10cm。

9. 取下颌角与锁骨上缘中点连线的上1/3处，颈外静脉外缘为穿刺点（图9-2）。

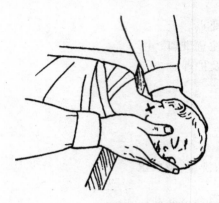

图9-2　颈外静脉穿刺部位

10. 操作者站在患儿头端，左手绷紧皮肤，右手持注射器或采血针头与皮肤呈15°~30°沿血液回心方向，在患儿哭闹时刺入血管，见回血后再往前进针0.5~1cm，固定针头，根据需要抽取标本所需血量。

11. 拔出针头，用无菌棉球压迫穿刺部位5分钟预防出血，必要时用胶布固定。

12. 再次核对，将患儿抱回病房，向家长交代注意事项。

13. 整理用物，洗手，需要时记录。

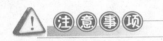

1. 严格执行无菌技术操作原则、查对制度和操作规范。

2. 有出血倾向的患儿尽量不采用此方法采血。如必要时，拔针后应延长压迫止血时间，严重心、肺疾患及危重患儿，不宜进行颈外静脉穿刺。

3. 在抽血过程中，应随时观察患儿面色及呼吸情况，发现异常，立即停止穿刺。

4. 患儿哭闹时颈外静脉充盈，穿刺易于成功。如患儿反应差，颈外静脉充盈不明显时，可用手指按压颈静脉三角处，阻断血流使颈外静脉充盈，再行穿刺。

三、股静脉穿刺法

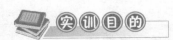

1. 掌握股静脉穿刺要点。

2. 熟悉股静脉穿刺注意事项。

3. 能进行股静脉穿刺及护理。

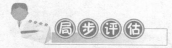

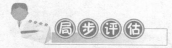

穿刺部位皮肤的完整性和血管情况。

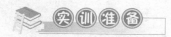

1. 护士准备

评估患儿,做好解释工作;洗手,戴口罩。

2. 用物准备

治疗车、治疗盘、无菌治疗巾、无菌棉签、无菌棉球、无菌注射器、采血针头、皮肤消毒液、速干手消毒液、弯盘,根据检验目的备标本容器、试管架,需要时备手套,模型人、多媒体视频。

3. 环境准备

操作台清洁、宽敞。

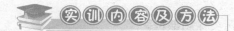

(一)实训方法

教师讲解有关股静脉穿刺的理论知识,看视频、示教后,学生分组练习,教师巡回视察指导练习。实训结束前,每组抽查一名学生操作、评估,做出总结。

(二)股静脉穿刺目的

采集患儿静脉血液标本。

(三)操作步骤

1. 衣帽整齐,洗手,戴口罩。

2. 明确检查目的、注意事项,了解患儿的诊断、治疗和采血前的准备情况。

3. 核对检验单,检查标本容器是否完好,填写容器标签各项内容并粘贴于容器上。

4. 铺治疗盘。将用物准备齐全,按使用顺序放于治疗车上。

5. 核对患儿的床号、姓名,向患儿家长解释操作的目的和方法。

6. 将患儿抱至治疗室,使患儿仰卧于操作台上,更换清洁尿布,脱去患儿近侧裤腿盖于对侧腿上,下肢伸直外展外旋45°,暴露并评估穿刺部位皮肤和血管,铺垫巾。

7. 再次核对,操作者进行手消毒,确定穿刺部位并常规消毒局部皮肤,范围为 8~10cm,待干。操作者同时消毒左手食指和中指。

8. 操作者用左手食指在股三角区扪及股动脉搏动最明显处(或以髂前上棘和耻骨结节连线中点作为股静脉穿刺点)(图9-3),并用左手食指加以固定。右手持注射器或采血针头,使针尖与皮肤呈45°或90°,在股动脉内侧0.5cm处刺入,抽动活塞边退针边抽回血或边向上抽提注射器,见有暗红色回血,提示针头已进入股静脉,固定针头,抽取所需血量。

9. 再次核对,将患儿抱回病房,向家长交代注意事项。

10. 整理用物,洗手,需要时记录。

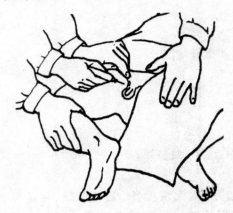

图 9-3 股静脉穿刺部位

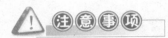

1. 严格执行无菌技术操作原则、查对制度和操作规范。

2. 如为婴幼儿,需用尿布遮盖会阴部,以免尿液污染穿刺部位。

3. 有出血倾向的患儿尽量不采用此方法采血。如必要时,拔针后应延长压迫止血时间。

4. 如回血呈鲜红色,提示误入股动脉,应立即拔出针头,局部加压至少 5 分钟后更换另一侧股静脉穿刺。

5. 穿刺过程中密切观察患儿反应。

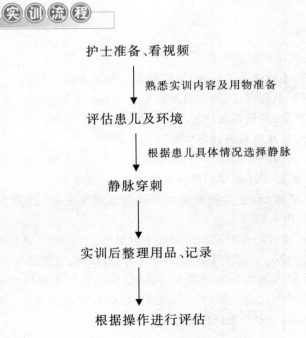

护士准备、看视频

↓ 熟悉实训内容及用物准备

评估患儿及环境

↓ 根据患儿具体情况选择静脉

静脉穿刺

↓

实训后整理用品、记录

↓

根据操作进行评估

头皮静脉穿刺操作流程如下：

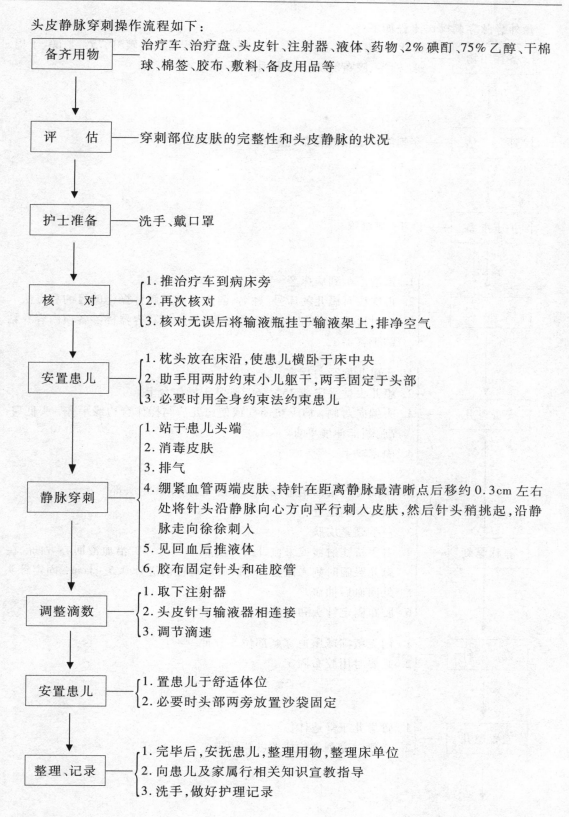

备齐用物 —— 治疗车、治疗盘、头皮针、注射器、液体、药物、2%碘酊、75%乙醇、干棉球、棉签、胶布、敷料、备皮用品等

评 估 —— 穿刺部位皮肤的完整性和头皮静脉的状况

护士准备 —— 洗手、戴口罩

核 对
1. 推治疗车到病床旁
2. 再次核对
3. 核对无误后将输液瓶挂于输液架上,排净空气

安置患儿
1. 枕头放在床沿,使患儿横卧于床中央
2. 助手用两肘约束小儿躯干,两手固定于头部
3. 必要时用全身约束法约束患儿

静脉穿刺
1. 站于患儿头端
2. 消毒皮肤
3. 排气
4. 绷紧血管两端皮肤、持针在距离静脉最清晰点后移约0.3cm左右处将针头沿静脉向心方向平行刺入皮肤,然后针头稍挑起,沿静脉走向徐徐刺入
5. 见回血后推液体
6. 胶布固定针头和硅胶管

调整滴数
1. 取下注射器
2. 头皮针与输液器相连接
3. 调节滴速

安置患儿
1. 置患儿于舒适体位
2. 必要时头部两旁放置沙袋固定

整理、记录
1. 完毕后,安抚患儿,整理用物,整理床单位
2. 向患儿及家属行相关知识宣教指导
3. 洗手,做好护理记录

颈外静脉穿刺操作流程如下：

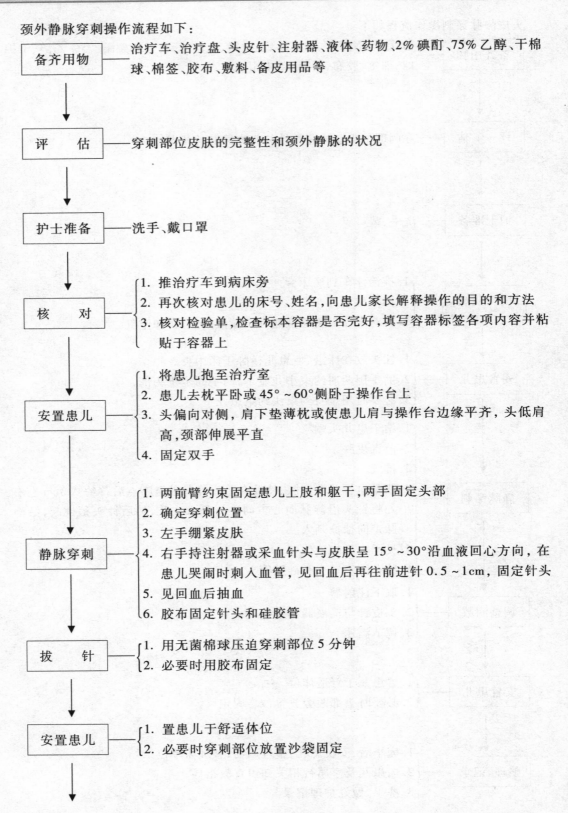

备齐用物 —— 治疗车、治疗盘、头皮针、注射器、液体、药物、2% 碘酊、75% 乙醇、干棉球、棉签、胶布、敷料、备皮用品等

评　估 —— 穿刺部位皮肤的完整性和颈外静脉的状况

护士准备 —— 洗手、戴口罩

核　对
1. 推治疗车到病床旁
2. 再次核对患儿的床号、姓名，向患儿家长解释操作的目的和方法
3. 核对检验单，检查标本容器是否完好，填写容器标签各项内容并粘贴于容器上

安置患儿
1. 将患儿抱至治疗室
2. 患儿去枕平卧或45°~60°侧卧于操作台上
3. 头偏向对侧，肩下垫薄枕或使患儿肩与操作台边缘平齐，头低肩高，颈部伸展平直
4. 固定双手

静脉穿刺
1. 两前臂约束固定患儿上肢和躯干，两手固定头部
2. 确定穿刺位置
3. 左手绷紧皮肤
4. 右手持注射器或采血针头与皮肤呈15°~30°沿血液回心方向，在患儿哭闹时刺入血管，见回血后再往前进针0.5~1cm，固定针头
5. 见回血后抽血
6. 胶布固定针头和硅胶管

拔　针
1. 用无菌棉球压迫穿刺部位5分钟
2. 必要时用胶布固定

安置患儿
1. 置患儿于舒适体位
2. 必要时穿刺部位放置沙袋固定

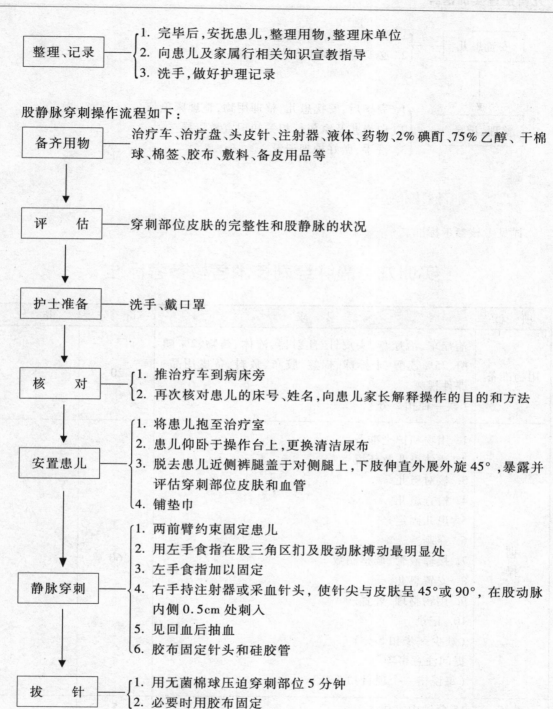

整理、记录 — 1. 完毕后,安抚患儿,整理用物,整理床单位
2. 向患儿及家属行相关知识宣教指导
3. 洗手,做好护理记录

股静脉穿刺操作流程如下:

备齐用物 — 治疗车、治疗盘、头皮针、注射器、液体、药物、2%碘酊、75%乙醇、干棉球、棉签、胶布、敷料、备皮用品等

评　估 — 穿刺部位皮肤的完整性和股静脉的状况

护士准备 — 洗手、戴口罩

核　对 — 1. 推治疗车到病床旁
2. 再次核对患儿的床号、姓名,向患儿家长解释操作的目的和方法

安置患儿 — 1. 将患儿抱至治疗室
2. 患儿仰卧于操作台上,更换清洁尿布
3. 脱去患儿近侧裤腿盖于对侧腿上,下肢伸直外展外旋45°,暴露并评估穿刺部位皮肤和血管
4. 铺垫巾

静脉穿刺 — 1. 两前臂约束固定患儿
2. 用左手食指在股三角区扪及股动脉搏动最明显处
3. 左手食指加以固定
4. 右手持注射器或采血针头,使针尖与皮肤呈45°或90°,在股动脉内侧0.5cm处刺入
5. 见回血后抽血
6. 胶布固定针头和硅胶管

拔　针 — 1. 用无菌棉球压迫穿刺部位5分钟
2. 必要时用胶布固定

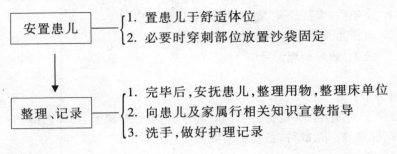

```
┌──────────┐   ┌ 1. 置患儿于舒适体位
│ 安置患儿 │──┤
└──────────┘   └ 2. 必要时穿刺部位放置沙袋固定
     │
     ↓
┌──────────┐   ┌ 1. 完毕后,安抚患儿,整理用物,整理床单位
│整理、记录│──┤ 2. 向患儿及家属行相关知识宣教指导
└──────────┘   └ 3. 洗手,做好护理记录
```

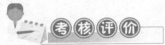

详见考核参考标准。

实训九　静脉穿刺技术考核参考标准

项　目	要　求	量　分	得　分
用物准备	治疗车、治疗盘、头皮针、注射器、液体、药物、2% 碘酊、75% 乙醇、干棉球、棉签、胶布、敷料、备皮用品、课件视频 （缺一种扣 2 分）	20	
实训操作	1. 用物和护士准备 2. 评估患儿及环境 3. 核对患儿 4. 检查患儿 5. 患儿固定 6. 穿刺 7. 接输液管、调整滴数 8. 安置患儿 9. 用物整理、处置 10. 记录 （缺少一步扣 5 分） 提问注意事项 （每说错一个项目扣 5 分）	60	
熟练程度	15 分钟内完成 动作稳健、操作得当	5 5	
职业规范行　为	1. 服装、鞋帽整洁 2. 仪表大方、举止端庄 3. 态度和蔼	4 3 3	

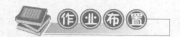

书写实验报告。

实训九　静脉穿刺技术实验报告

姓　　名		实训日期		学　　号	
班　　级		带教老师		评　　分	

一、实训目的

二、用物准备

三、静脉穿刺技术操作的要点及方法

四、静脉穿刺技术护理操作中的注意事项

五、检测题

1. 小儿头皮静脉穿侧一般采用

A. 额前正中静脉

B. 颞浅静脉及耳后静脉

C. 外眦上静脉

D. 顶部静脉

E. 枕后静脉

2. 患儿,日龄 18 天,以新生儿败血症入院治疗,拟行头皮静脉输液,静脉穿刺前消毒局部皮肤最好选用

A. 0.05% 碘伏

B. 0.5% 碘伏

C. 2% 碘酊

D. 75% 乙醇

E. 2% 碘酊及 75% 乙醇

3. 小儿头皮静脉输液错误的操作方法是

A. 患儿仰卧或侧卧,头垫小枕

B. 左手拇指、食指分别固定静脉两端皮肤

C. 沿静脉离心方向穿刺

D. 右手持针于距静脉最清晰点向后移 0.3cm 处刺入

E. 有落空感同时有回血再进针少许即可

4. 颈外静脉穿刺适用于

A. 病情危重儿

B. 昏迷小儿

C. 3 岁以内小儿

D. 有出血倾向小儿

E. 有严重心肺疾患的小儿

5. 关于颈外静脉穿刺下列哪项不妥

A. 患儿取去枕平卧位,头偏向对侧

B. 常规消毒后,患儿安静时进行穿刺

C. 进针角度 15°~30°

D. 进针部位为下颌角与锁骨上缘中点连线的上 1/3 处

E. 拔针后用消毒棉球压迫 5 分钟

6. 股静脉穿刺时患儿的体位为

A. 仰卧位

B. 侧卧位

C. 俯卧位

D. 半坐位

E. 坐位

7. 股静脉穿刺部位在
A. 股动脉搏动点外侧 0.5cm 处
B. 股动脉搏动点内侧 0.5cm 处
C. 股动脉搏动点外侧 1.0cm 处
D. 股动脉搏动点内侧 1.0cm 处
E. 股动脉搏动点外侧 1.5cm 处

老师签名：

批阅时间：